Wie ernähre ich mich bei Magen-Darm-Beschwerden?

Was nützt, was nicht – praktische Hilfen für den Alltag

Immer aktuell

Wir informieren Sie über wichtige Aktualisierungen zu diesem Ratgeber. Wenn sich zum Beispiel die Rechtslage ändert, neue Gesetze oder Verordnungen in Kraft treten, erfahren Sie das unter **www.ratgeber-verbraucherzentrale.de/aktualisierungsservice**

Wie ernähre ich mich bei Magen-Darm-Beschwerden?

Was nützt, was nicht – praktische Hilfen für den Alltag

CHRISTIANE SCHÄFER

verbraucherzentrale

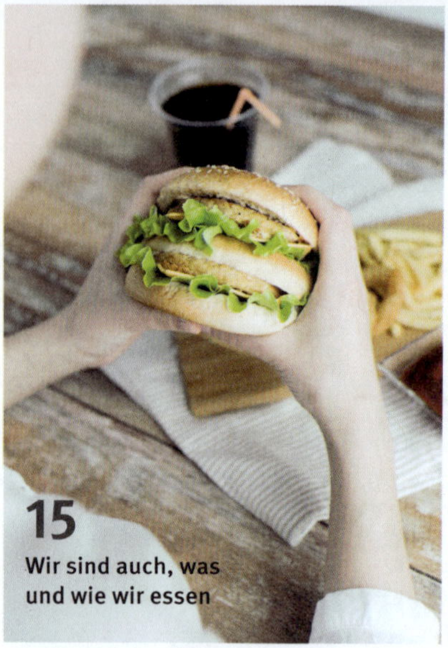
15
Wir sind auch, was
und wie wir essen

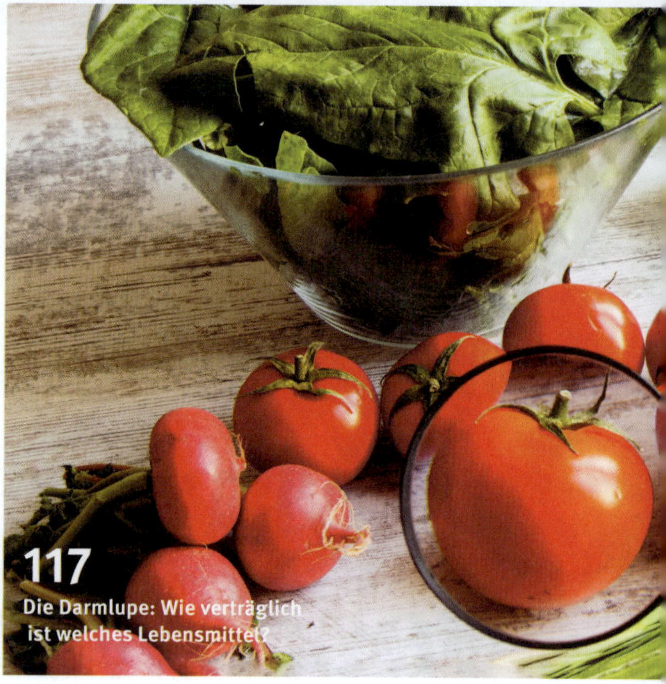
117
Die Darmlupe: Wie verträglich
ist welches Lebensmittel?

Inhalt

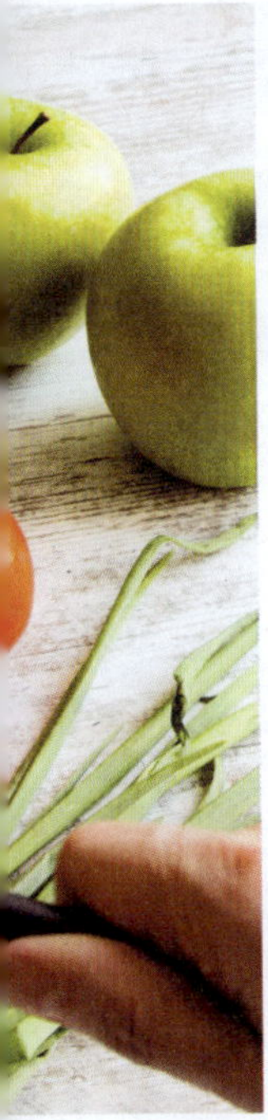

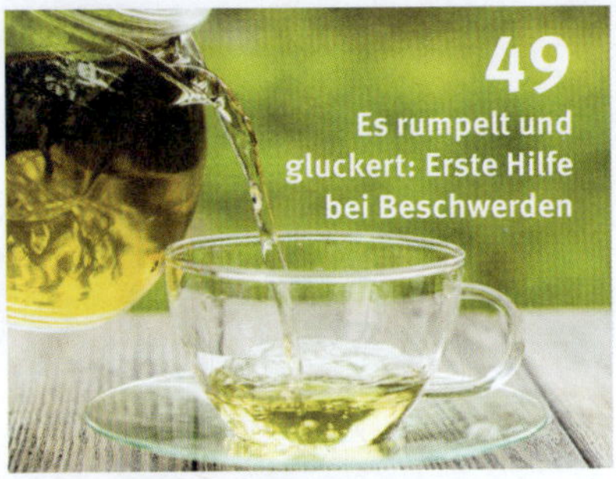
49
Es rumpelt und gluckert: Erste Hilfe bei Beschwerden

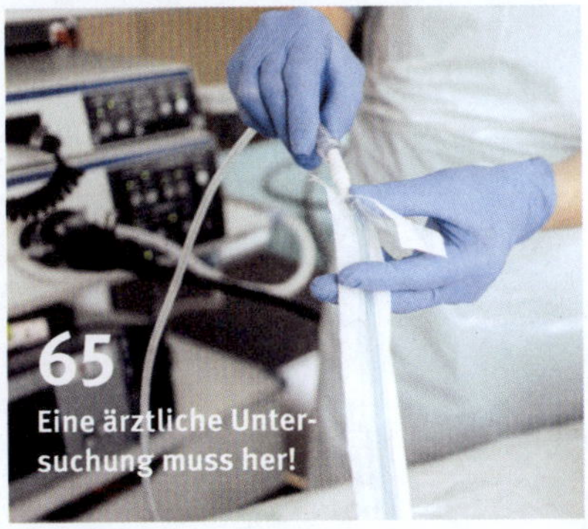
65
Eine ärztliche Untersuchung muss her!

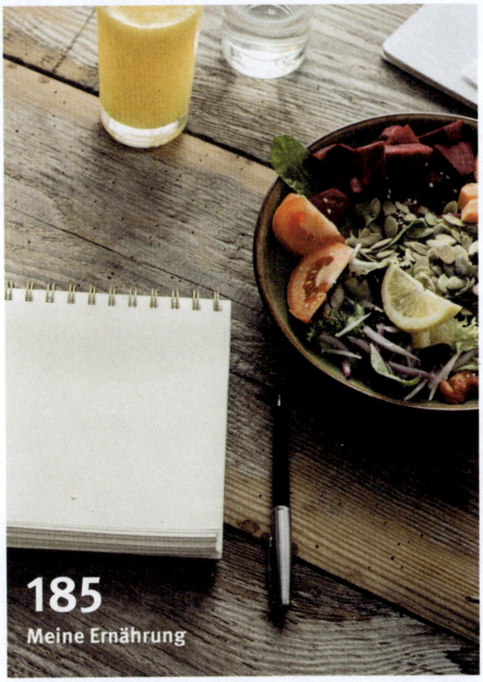
185
Meine Ernährung

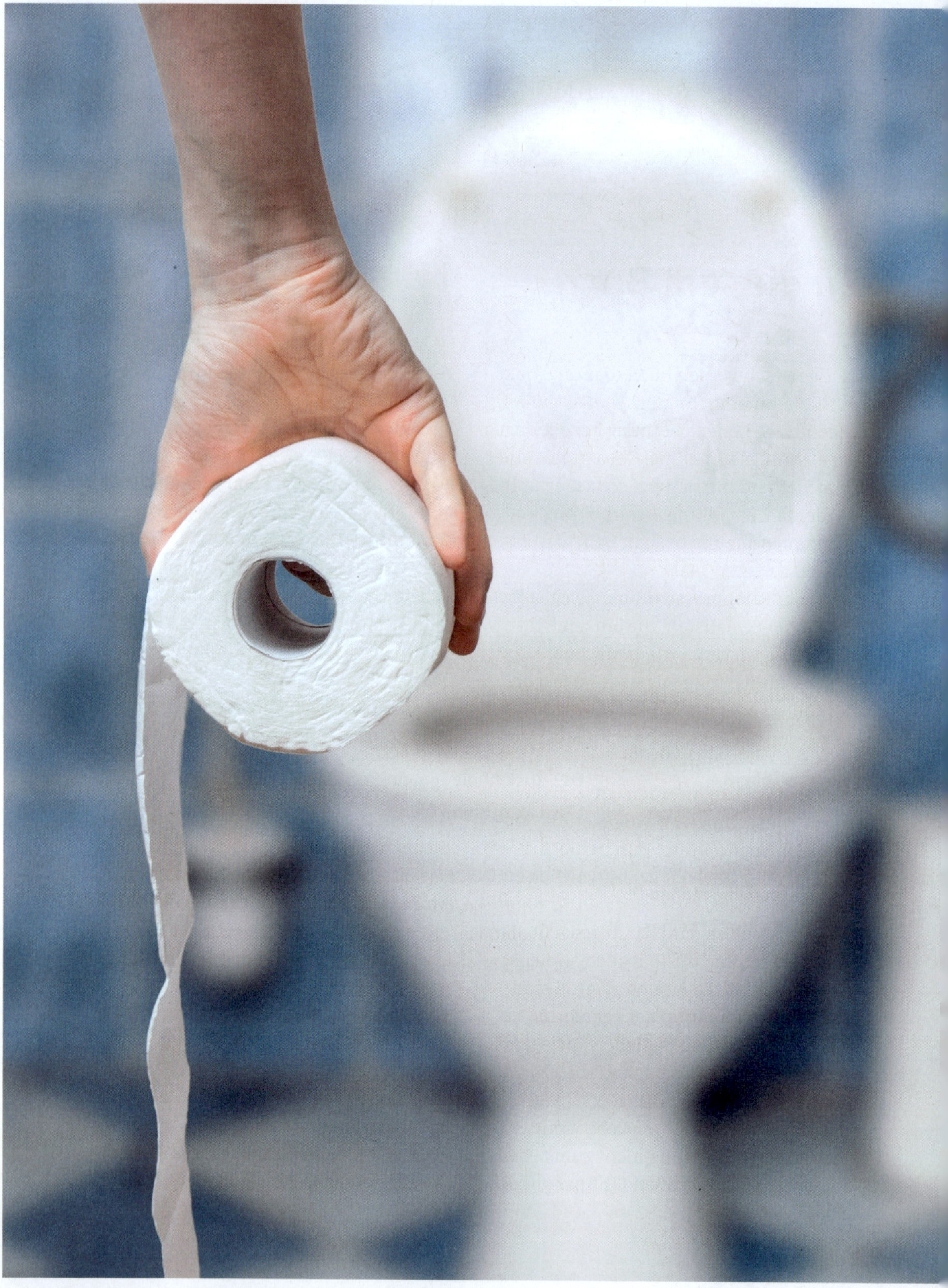

Zu diesem Buch

Lästige Beschwerden im Verdauungstrakt erleben immer mehr Menschen als unangenehme Nebenerscheinung bei oder nach der Nahrungsaufnahme. Gepaart mit einer Unsicherheit, die sich auf die Lebensmittel, deren Herstellung, Verarbeitung und Zusammensetzung bezieht, wird das Essen schnell zu einer Qual.

In der Laienpresse rühmen sich selbsternannte Spezialisten, die einzelne Inhaltsstoffe verantwortlich machen. Mal sind es Zusatzstoffe, mal ist es pauschal das Gluten oder die Milch und wieder andere legen der Laktose oder Fruktose zur Last, für den rasanten Anstieg an gastrointestinalen Beschwerden wie zum Beispiel Bauchschmerzen, Völlegefühl, Sodbrennen, Verstopfung, Durchfälle, Blähungen oder Übelkeit verantwortlich zu sein.

Viel zu selten wird daran gedacht, dass unser Verdauungssystem auch streiken kann, wenn die Portionen zu groß sind oder die Kombination der verzehrten Lebensmittel aus dem täglichen Speiseplan Organkapazitäten überschreiten, einem buchstäblich „auf den Magen schlagen". Oft passen die gewählten Lebensmittel und deren Zubereitung nicht zum Lebensstil, der ebenfalls großen Einfluss auf die Verdauungsgrenzen und damit auf die Verträglichkeit von Speisen hat.

So wie man für den Transport von schweren oder leichten Gütern einen Lastwagen oder nur eine kleine Schubkarre benötigt, so bedarf es für eine gute effiziente Verdauung einer individuellen Lebensmittelzusammensetzung, ganz nach persönlichem Lebensstil und je nachdem, wie der Alltag verläuft. Nur ein Beispiel: Wenn Sie eine überwiegend sitzende Tätigkeit ausüben, müssen Sie anders essen, als wenn Sie einen Beruf ausüben, bei dem Sie viel Bewegung in Ihrem Arbeitsalltag haben. Denn ob Sie sitzen oder laufen, schweigen oder sprechen, dies nimmt deutlichen Einfluss auf die Beweglichkeit des Darms und nicht zuletzt auf die Gasbildung und den Gasabtransport in Ihrem Darm. Beispielsweise führt auch Ihre Atmung andere Gase mit, vor allem können größere Gasmengen evakuiert werden, wenn Sie sich mehr bewegen, wenn Sie tiefer ein- oder ausatmen. Da Sie diesen Bewegungsanteil tagsüber häufig nicht beeinflussen können, weil meist der Arbeitsplatz ein festes Bewegungsmuster vorgibt, müssen Sie Ihre Lebensmittelauswahl anpassen.

Stellen Sie sich ganz praktisch vor, dass Sie eine sitzende Tätigkeit, eine eher ausgeprägte Telefonarbeit oder Konferenzen mit vielen oder langen Gesprächen verrichten. Dann schlucken Sie durch das viele Telefonieren oder Reden bis zu drei Liter zusätzliche Luft, die im Verdauungstrakt irgendwohin müssen. Wenn Sie den ganzen Tag sitzen, wenig Bewegung haben und sich abends müde an den Esstisch setzen oder aufs Sofa sinken, kann das viele Gas nirgendwo mehr hin. Wenn jetzt Lebensmittel dazukommen, die diese Gasbildung im Verdauungstrakt fördern, aber anderseits keine Gase binden können, dann werden Sie zunehmend unter dauerhaften Blähungen und Schmerzen leiden, ohne dass ein Mediziner etwas Krankmachendes finden wird. Sie haben Beschwerden ganz einfach nur deshalb, weil die von Ihnen gewählte Lebensmittelauswahl nicht zu dem passt, wie Sie leben und arbeiten.

Dieses Buch möchte Sie mit dem Grundwissen über Ihre Verdauung und einer zu Ihnen und Ihrem Lebensstil passenden Ernährung ausstatten. Sie erfahren, wie Ihr Verdauungssystem arbeitet und was die einzelnen Organe brauchen, um gut zusammenwirken zu können. Mit diesem Wissen werden Sie dann eine bauchschmeichelnde Lebensmittelauswahl zur Symptomlinderung zusammenstellen können.

Nur bei wenigen Erkrankungen ist EIN einzelnes Lebensmittel oder EIN einzelner Lebensmittelbestandteil Auslöser von Verdauungsbeschwerden. Oftmals kommt es „nur“ auf eine gute und sinnvolle Kombination von Lebensmitteln sowie auf entsprechende Portionsgrößen an. Förderlich ist es, sich ausreichend Zeit fürs Essen zu nehmen, die Kauwerkzeuge zu nutzen und Mahlzeiten nicht im Eiltempo und im Gehen („to go“) herunterzuschlingen. Das alles ist keine Zauberei, wenn Sie wissen, auf was Sie achten können.

Dieser Ratgeber möchte Sie auf eine Reise durch Ihren Körper mitnehmen. Jedes Organ wird in einem ausführlichen Portrait vorgestellt. Wenn Sie wissen, wie die Verdauungsfunktionen in ihrem Inneren aufeinander aufbauen, können Sie entstehende Symptome besser zuordnen und oft mögliche Ursachen selbst verändern. Manchmal geht das nicht ohne ärztliche Diagnostik. **Doch vor allem können Sie durch die Auswahl und Kombination von Lebensmitteln deutlichen Einfluss auf ihr Wohlbefinden und ihre Verdauung nehmen.**

Als roten Faden für Ihre zukünftige Ernährungsweise lernen Sie die wichtigen Grundpfeiler einer darmgesunden Kost kennen, die Sie Ihren individuellen Bedürfnissen dann anpassen können.

Nutzen Sie Ihre Chance und werden Sie Ihr eigener Bauchschmeichler!

Aus unserer Beratungspraxis

Die wichtigsten Fragen und Antworten

→ Sieben von zehn Menschen in Deutschland leiden unter Magen-Darm-Beschwerden. Bauchschmerzen, Völlegefühl, Sodbrennen, Verstopfung, Durchfall, Blähungen oder Übelkeit kennt jeder, doch wenn diese Beschwerden nicht nur ab und zu, sondern ständig auftreten, dann ist die Unsicherheit groß und das Essen wird zur Qual. Die Ernährung spielt dabei eine ganz wesentliche Rolle: Kann ich weiter essen, was mir schmeckt? Oder muss ich meine Gewohnheiten ändern? Gibt es besonders geeignete Lebensmittel? Auf welche anderen Lebensbereiche nehmen die Beschwerden Einfluss? Acht wichtige Fragen und Antworten haben wir hier zusammengefasst – jeweils mit Seitenangaben, die zu den ausführlichen Erläuterungen im Buch führen.

Wir hoffen, dass wir Ihnen mit unserem Ratgeber eine gute Hilfestellung zu den vielen Fragen rund um die Ernährung bei Magen-Darm-Beschwerden geben können.

www.verbraucherzentrale.de

Ich bin ein Frühstücksmuffel. Kann ich auch ohne Frühstück aus dem Haus gehen?

Wenn Ihr Darm eher träge oder Ihr Stuhlgang eher unregelmäßig ist, dann ist eine gute Mahlzeitenstruktur wichtig. Dazu sollte auch ein (kleines) Frühstück gehören. Der sogenannte gastrokolische Reflex, so nennt man die ausgeprägte Darmwelle, die den Darm in Schwung bringen kann, wird effektiver mit einem Frühstück ausgelöst: Sie unterstützen Ihren Darm dadurch und verhindern Trägheit. Ideal könnte ein kleines Haferflockenmüsli mit Nüssen und einem (kalten) Joghurt Ihren Darm anschubsen. Wenn das gar nicht geht, sollten Sie den Tag zumindest mit einem Glas (mindestens 200 Milliliter) kaltem oder warmem Wasser beginnen. Je größer der Temperaturunterschied ist, je größer die Schlucke und die Portion sind, umso besser für einen trägen Darm.

→ Seiten 15 und 45

Ist es besser, vor oder nach dem Essen zu trinken?

Auf diese Frage gibt es kein „richtig“ oder „falsch“. Wenn Sie Durst haben, können Sie auch trinken. Wichtig ist eher die gute Verteilung der Flüssigkeitszufuhr über den Tag. Beim Essen selbst entscheidet dann die gute, ausreichend lange Kautätigkeit. Dann wird nämlich auch genügend Speichel produziert, um den Bissen anzufeuchten und ihn dem weichen Gaumen schluckfähig zuzuführen, damit er die Speiseröhre problemlos passieren kann. Nicht ausreichendes Kauen und das Herunterspülen großer Bissen mit dem Getränk sollten Sie vermeiden.

→ Seite 119

Ist Dinkel der bessere Weizen bei Magen-Darm-Symptomen?

Nein, es kommt vielmehr auf den Ausmahlungsgrad des verwendeten Mehls an. Je höher der Ausmahlungsgrad, desto mehr Anteile der Randschichten des Getreidekorns werden mitsamt ihren positiven Inhaltsstoffen wie Mineralien und Ballaststoffen mit verarbeitet. Bei „weißen" Mehlsorten (Type 450 oder 550) wird dagegen nur das stärkehaltige Innere des Getreidekorns verwendet. Vollkornmehle haben den höchsten Ausmahlungsgrad und sollten bevorzugt gegessen werden.

Dinkel genießt ein besseres Image als der Weizen. Doch Dinkel und Weizen sind eng verwandt. Der Weizen hat sich aufgrund des höheren Ertrags und der entspelzten Körner („Nacktweizen") im industriellen Anbau durchgesetzt. Heutzutage ist Dinkel mit Weizensorten eingekreuzt worden, um Nachteile im Ertrag und in den Backeigenschaften auszugleichen. Und daher gibt es auch im Dinkelsortiment mittlerweile niedrig ausgemahlene Produkte mit minderwertiger ernährungsphysiologischer Qualität.

→ Seiten 155 bis 157

Sind Sauerteigbrote bekömmlicher für mich? Soll ich auf Hefe verzichten?

Viele der heutigen Hefebrote zeichnen sich durch schnelle Teigführung und einen hohen Anteil an niedrig ausgemahlenen (sehr stärkereichen) Mehlen aus. Grundsätzlich ist es für die Bekömmlichkeit wichtig, dass Brote möglichst eine lange Gärphase hinter sich haben. Bei Sauerteigbroten ist dies in der Regel der Fall. Im Vergleich zu Hefebroten sind diese aufwendiger in der Herstellung und werden zudem meist mit einem Roggenanteil zubereitet. Roggen enthält ein Gemisch aus unlöslichen und löslichen Ballaststoffen, was gerade für Betroffene von Magen-Darm-Beschwerden vorteilhaft ist.

Hefen (Candida) sind ein natürlicher Bestandteil der Darmflora. Ein Übermaß an Hefen im Darm lässt sich jedoch häufig auf eine Fehlernährung mit zu vielen einfachen Kohlenhydraten wie Gebäck, Weißbrot und Brötchen oder hellen Nudeln zurückführen. Diese Schieflage im Mikrobiom kann zu Blähungen und Bauchschmerz führen, daran ist aber weniger die Hefe im Brot schuld, sondern meist die verzehrte Brot- oder Kohlenhydratmenge.

→ Seite 160

Muss ich meinen Körper entsäuern, damit meine Magen-Darm-Symptome verschwinden?

Ihr Körper hat zwei wunderbare Mechanismen, um mit Säuren und Basen aus der Nahrung umzugehen, Ihre Atmung und Ihre Nieren. Daher sind eine gute Atemtechnik, sportliche Betätigung und ausreichendes Trinken, gleichmäßig über den Tag verteilt, wesentlich für Ihre Gesundheit. Für die marketingwirksamen Annahmen, dass eine Basenkur „entsäuern" würde, liegen mangels qualitativ guter Untersuchungen keine Beweise vor. Die Idee, dass Ihr Körper Hilfe von außen benötigt, um seinen pH-Wert zu regulieren, lässt sich zudem physiologisch nicht herleiten. Ein zu hoher Fleischverzehr kann allerdings einen sogenannten Säureüberschuss im Magen bewirken. Und in jedem Fall ist es sinnvoll, täglich auf eine ausreichende Menge Gemüse zu achten.

→ Seite 25

Ich ernähre mich laktosearm. Kann meine Familie mitessen?

Ja, die Familie könnte mitessen, allerdings sollten Sie darauf achten, dass die Speisen nicht generell laktosearm oder gar laktosefrei sind. Laktose ist ein gutes Substrat für physiologisch wichtige Bakterien in Ihrem Darm. Es ist sinnvoll, nicht laktosereduzierte, frische naturbelassene fermentierte Sauermilchprodukte wie zum Beispiel Quark, Dickmilch, Joghurt, Kefir, Buttermilch oder Ayran als festen Bestandteil für die anderen Familienmitglieder einzuplanen. Dabei geht es vor allem um einen regelmäßigen Verzehr, nicht um die verzehrte Menge. So reichen regelmäßige 80 Gramm Quark oder 125 Gramm Joghurt pro Tag, um dem Darm genügend Unterstützung zukommen zu lassen.

→ Seite 173

Was ist eine Colonhydrotherapie (CHT)? Ist sie sinnvoll?

Eine Colonhydrotherapie ist nichts anderes als ein Einlauf, eine Darmspülung. Dabei wird Wasser, gegebenenfalls mit unterschiedlichen Temperaturen oder Zusätzen, unter Druck in das Rektum gespült. Häufig ist auch eine Bauchmassage im Preis inbegriffen. Beides wird als Selbstzahlerleistung bei unterschiedlichsten Symptomen, wie angegriffene Haut, Haare, Nägel, Darm oder eine Depression, angeboten. Für die genannten Argumente für eine „Entgiftung“, „Ausleitung von Giftstoffen“ oder das „Detoxen“ gibt es allerdings keine wissenschaftlichen Belege. Im Gegenteil: Aus Sicht der Wissenschaft kann durch eine intensive Darmspülung das physiologische Gleichgewicht des Mikrobioms empfindsam gestört werden. Studien konnten zeigen, dass der entspannende Effekt einer Darmspülung oder Bauchmassage durch regelmäßigen Stuhlgang mit einer gemüsebetonten Mischkost dauerhafter erreicht werden kann.

→ Seiten 38 ff. und 179

Gibt es neben der Ernährung etwas, das ich für meinen Bauch tun kann?

In vielen guten Therapiestudien wird heute der große Einfluss eines positiven Lebensstils hervorgehoben. An erster Stelle – häufig sogar vor den Ernährungseinflüssen – wird die effektive Bedeutung von regelmäßiger sportlicher Betätigung, sowohl Kraft- als auch angepasstes Ausdauertraining, betont. Auch ein möglichst ausreichender entspannter Schlafrhythmus mit circa sieben bis acht Stunden pro Nacht sollte Ihr Ziel sein, um den Beschwerden zu Leibe zu rücken. Nicht zuletzt wird der Achtsamkeit und dem Erlernen von Entspannungsstrategien eine heilende Wirkung auf das Darmhirn nachgesagt.

→ Seite 185

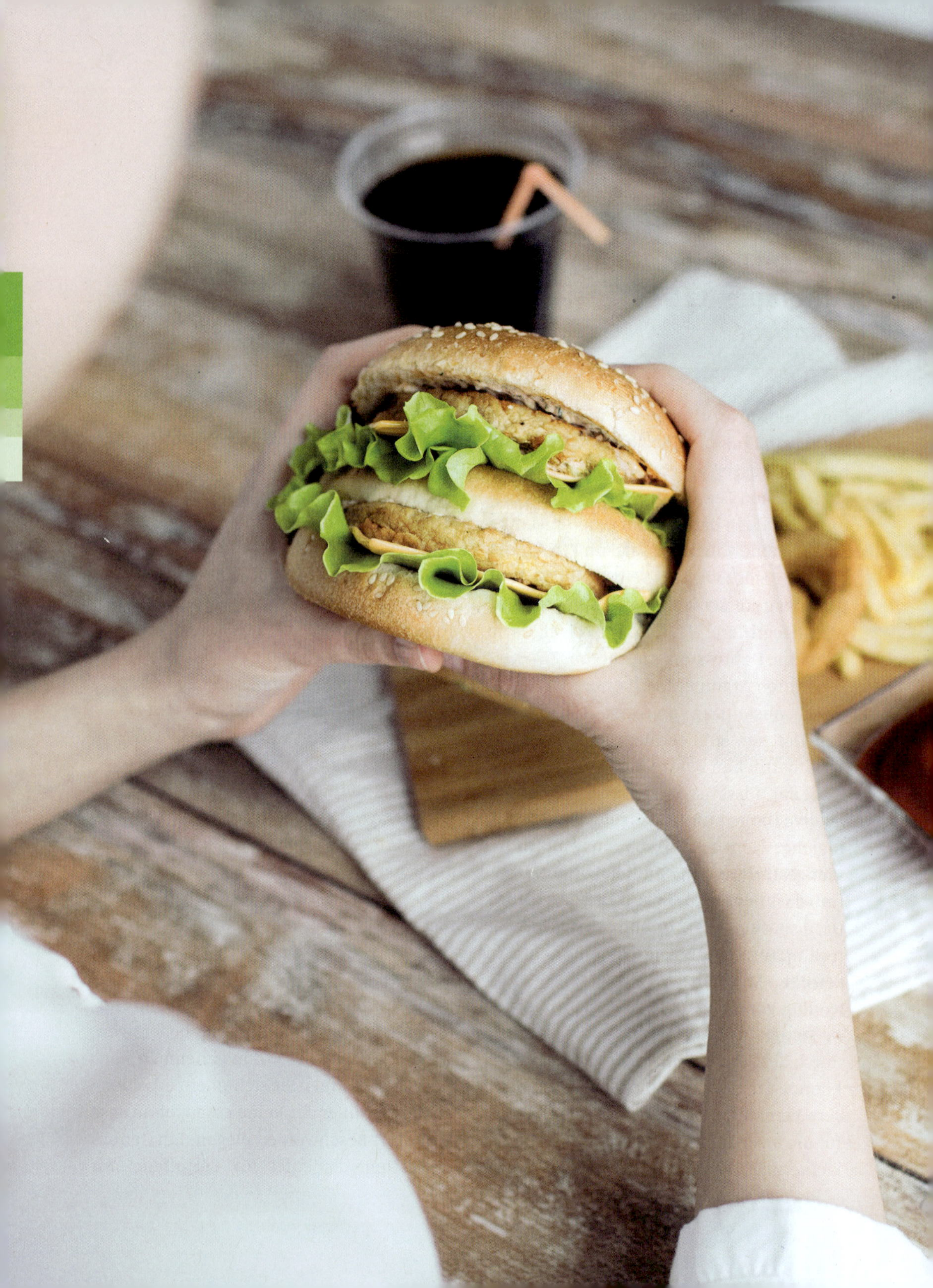

Wir sind auch, was und wie wir essen

Diesen Leitspruch möchte ich Ihnen mit auf den Weg geben. Während Sie Ihren Beschwerden mithilfe dieses Buches auf die Spur kommen, sollen Sie verstehen, warum manche Lebensmittel Ihre Symptome verringern und lindern, manche sie aber auch verursachen oder verstärken können. Und das sogar, ohne dass eine Erkrankung vorliegt.

Unsere Verdauung

Leider sind wir weit davon entfernt, dass alles, was in Supermarktregalen angeboten wird, unserem Körper gut bekommt. Damit unser Wunderwerk Körper reibungslos funktionieren kann und er optimal ausgestattet und versorgt ist, ist bei Weitem nicht alles erlaubt, was gefällt.

Ein generelles Grundverständnis vom Magen-Darm-Trakt ist notwendig, damit Sie durch die bunten Einkaufsregale navigieren können und dabei gesund bleiben. Denn unsere Verdauung sorgt für weit mehr als nur für die mechanische und enzymatische Zerkleinerung von Nahrung. Die Funktionen der einzelnen Verdauungsorgane sind eng miteinander verwoben. Sie hängen zum Teil auch von den Vorleistungen anderer Organe ab. Ob es ein reibungsloses Miteinander wird, das entscheiden Sie – auch durch Ihre Lebensmittelauswahl und durch Ihren Ernährungsstil.

Wenn Sie im Folgenden dieses grundlegende Wissen erwerben und beherzigen, wissen Sie, wie Sie Einfluss nehmen können. Dann können Sie sich „mehr erlauben", auch mal außer der Reihe essen, ohne dass Sie sofort Beschwerden plagen. Ein Genuss ohne Reue bedeutet für Betroffene mit

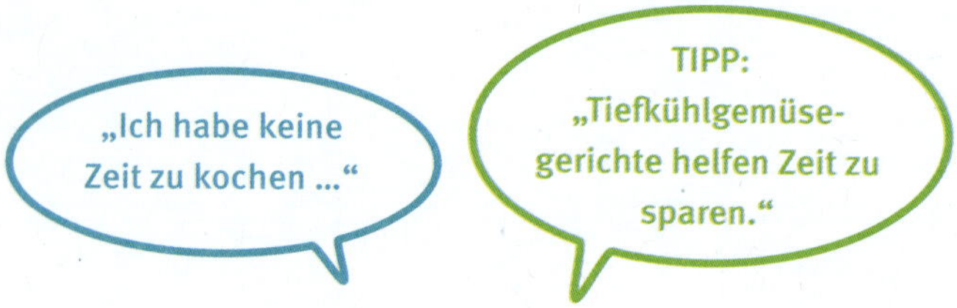
„Ich habe keine Zeit zu kochen …“
TIPP: „Tiefkühlgemüsegerichte helfen Zeit zu sparen.“

Magen-Darm-Beschwerden, dass sie durchaus Schlemmereien und Naschereien oder eigenwillige Kreationen in ihren Speiseplan einbauen dürfen, denn unser Körper kann vieles ausgleichen. Aber die Grundrichtung, das heißt die Grundernährung, muss stimmig sein. Entweder können Sie die Auswahl der Lebensmittel und Getränke Ihrem Tagesablauf, Ihrem bevorzugtem Bewegungsanteil und Ihren beruflichen Vorgaben – also Ihrem Lebensstil – anpassen oder andersherum: Manchmal kann es zur Symptomverbesserung sinnvoll sein, den Lebensstil zu ändern, wenn Sie auf bestimmte Lebensmittel und Getränke nicht verzichten möchten.

Es liegt meist wenig Zweck und Sinn darin, einzelne Lebensmittel negativ zu bewerten oder gar wegzulassen. Bei vielen Betroffenen sind dieser Blick und das Wissen darum heute verloren gegangen. Der populäre Trend zu Außer-Haus-Verzehr, Fremdversorgung und den stets sich bietenden vielen Möglichkeiten, einen Snack zu sich zu nehmen, all dies bedeutet allzu viele leckere und leicht erreichbare Angebote.

Generell können Sie durch eine gute Kombination von frischen, wenig verarbei-

Sie bestimmen über die Verfügbarkeit und Verdauung Ihrer Nahrung

Nicht beeinflussbar	Beeinflussbare Verdauungsfaktoren
Geschlecht	Lebensmittel an sich
Lebensalter	Zusammensetzung der Nahrung
Genetik	Portionsgröße
chronische Erkrankung	Frequenz und Regelmäßigkeit der Nahrungsaufnahme
(eher nicht beeinflussbar: berufliche Vorgaben)	Kauen – Riechen – Schmecken – Schlucken
	Atmosphäre beim Essen

„Ich bin beruflich häufig unterwegs, eher eingeladen und habe wenig Einfluss auf die Lebensmittel, die mir zur Verfügung stehen.“

TIPP:
„Stets einen großen Gemüseanteil bei den angebotenen Speisen bevorzugen. Zudem, wo möglich, eine gemüsebetonte kleine Zwischenmahlzeit einplanen.“

teten Lebensmitteln oder einen dauerhaft darmgesunden Ernährungsstil, der die Hauptnährstoffe im Auge hat, viele Verdauungsbeschwerden nachhaltig positiv beeinflussen oder von vornherein vermeiden. Und das hat (noch) nichts mit Kochkompetenz, Zeit oder Ihrem Portemonnaie zu tun.

Durch kleine Veränderungen in der täglichen Lebensmittelauswahl – eine andere Getränkeauswahl, eine andere Verteilung über den Tag oder eine Veränderung der verzehrten Gemüsemenge können Sie Symptome wie Blähungen, weiche Stühle, feste Stuhlentleerungen, aber auch wechselnde Stuhlbeschwerden effektiv lindern.

Sie selbst können durch ein entsprechendes Grundverhalten bei der Lebensmittelauswahl oder der Mahlzeitengestaltung so manche ungute Eigenschaft („Vorliebe für zu viel Süßes“), Schlemmerei an Wochenenden oder während der Festtage („üppige Portionen“, „häufig eingeladen“) oder mangelnde Zeit zum Kochen („ich kann und will nicht kochen“) ausgleichen.

„Ich esse so gerne Süßigkeiten.“

TIPP:
„Obststückchen mit Käse, eine süße Quarkspeise, Nüsse, kleine Mengen an Trockenobst ...“

Die Organe Ihres Körpers sind für bestimmte Anforderungen ausgestattet und sehr anpassungsfähig. Aber manches ist eben doch zu viel – oder zu wenig. Und wiederholte fehlerhafte Tendenzen kann auch unser Körper, der zwar ein Wunderwerk ist, aber auch seine Grenzen hat, auf Dauer nicht ausgleichen.

„Ich habe keine Lust zu kochen ...“

TIPP:
„Gute Außer-Haus-Verpflegung muss nicht schlecht oder teuer sein.“

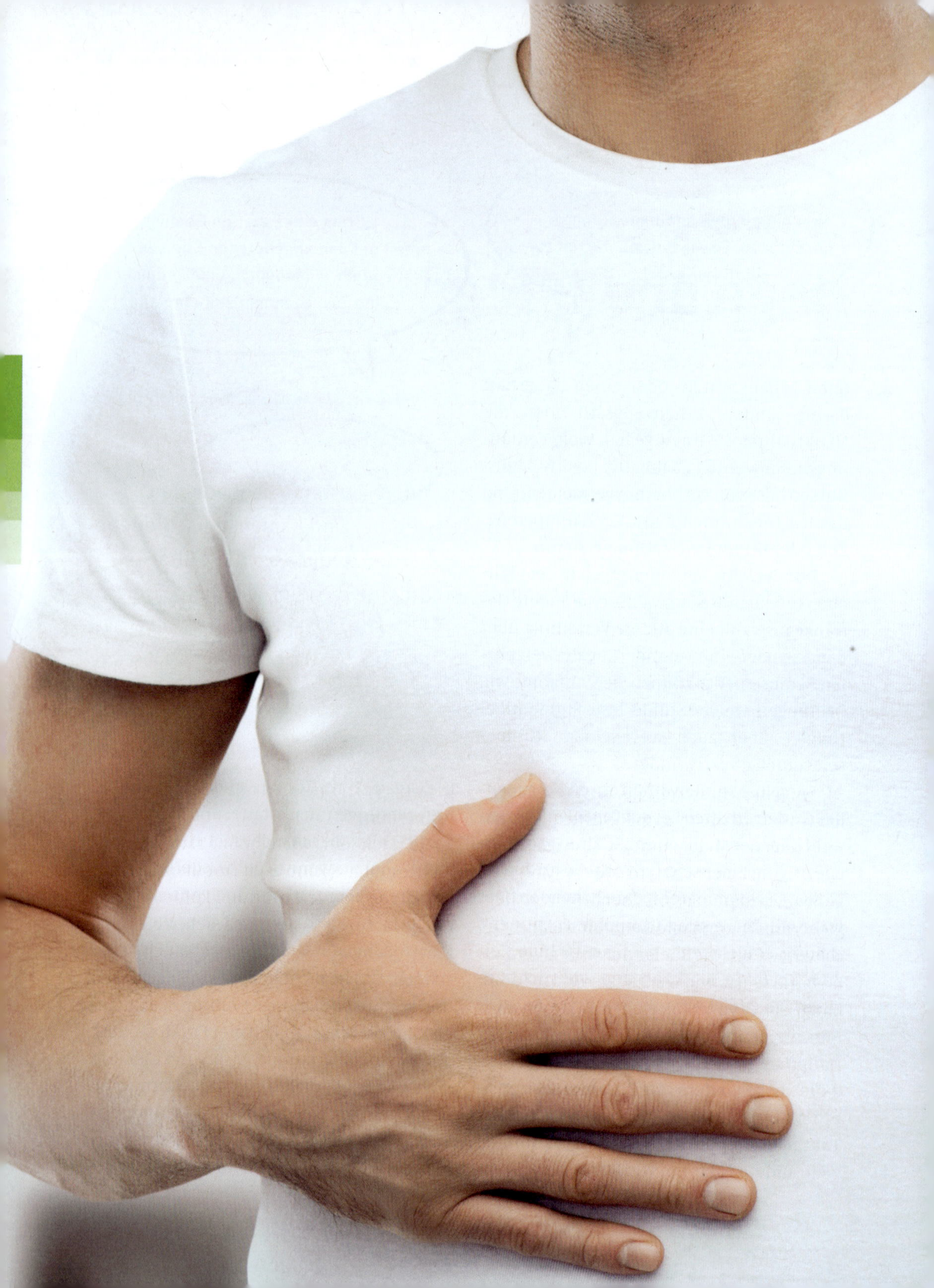

Hege und Pflege eines empfindsamen Organsystems

Das menschliche Verdauungssystem reicht von den Zähnen im Mund bis zum After und kann in verschiedene Abschnitte gegliedert werden. Jeder Abschnitt übernimmt bestimmte Funktionen, die zum Teil nicht ersetzt werden können.

Alles wirkt zusammen

Die meisten Bestandteile unseres Essens kann der Organismus nicht direkt aufnehmen, das heißt, sie können erst resorbiert werden, nachdem sie in kleine Moleküle zerlegt wurden. Das alles benötigt vor allem gute Vorbereitung und Zeit. Mit welcher Geschwindigkeit die Speise durch den Verdaungstrakt reist und wie gut sie verdaut wird, hängt daher von zahlreichen Faktoren ab. Entscheidend ist dabei der Einfluss der Hauptnährstoffe Eiweiß, Fett und Kohlenhydrate, insbesondere ihre Zusammensetzung pro Mahlzeit. **Diese Kombination ist der Taktgeber der Verdauung.** Hinzu kommen viele andere Faktoren wie Konsistenz, Temperatur, Portionsgröße oder Gehalt an Ballaststoffen.

Je nachdem, wie eine Mahlzeit zusammengestellt ist, kann es zu Turbulenzen kommen: Eine sehr fettarme und kohlenhydratreiche Mahlzeit passiert den sieben bis neun Meter langen Verdauungsschlauch eher schnell. Das ist nicht immer wünschenswert und könnte zu Blähungen führen, weil manche Zucker wie zum Beispiel Fruktose, aber auch manche Vitamine, Eisen und Calcium einen langen Kontakt an der Dünndarmwand benötigen, um entsprechend aufgenommen zu werden. Bei zu kurzen Kontaktzeiten verbleiben diese Substanzen im Darm und wer-

Unsere Verdauungsorgane

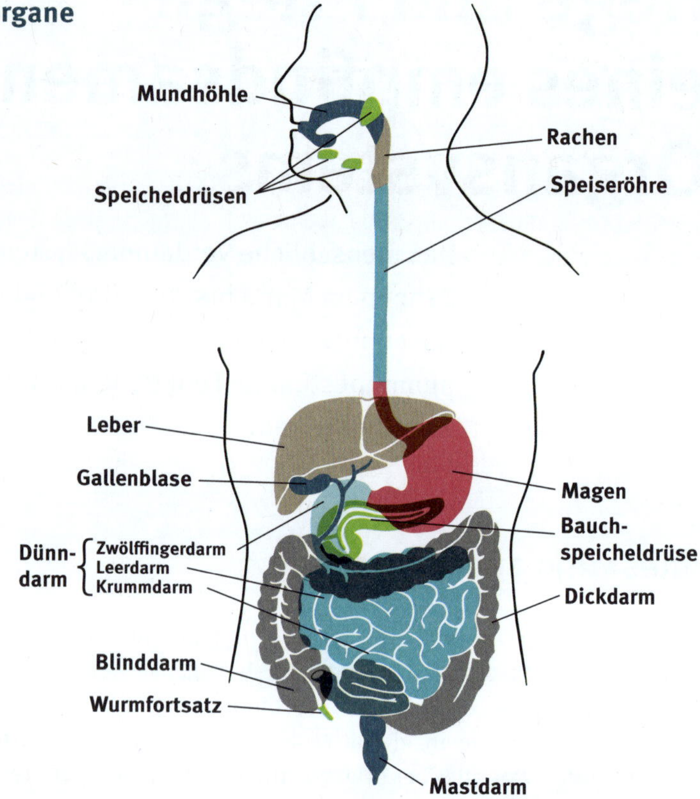

den der Resorption ungewollt entzogen (siehe Fruktosemalabsorption → Seite 89). Eine sehr fettreiche Mahlzeit wiederum kann eine extrem lange Verweildauer haben, die durchaus mit Übelkeit und Aufstoßen verbunden ist (siehe Ileumbremse → Seite 27). Was im Einzelnen wo geschieht, möchte ich Ihnen in den folgenden Portraits der Verdauungsorgane veranschaulichen. Außerdem werden Sie jede Menge neuer Namen für Ihre Organe kennenlernen. Kommen Sie also mit auf eine Reise durch die Wunderwelt unserer Verdauungsorgane, damit Sie sie, ihr Zusammenwirken und im Anschluss auch Ihr Ernährungsverhalten und dessen Auswirkungen besser verstehen können.

Der Mund

Der Verdauungsweg einer Speise beginnt im **Mund.** Der Mund besteht aus der Gesamtheit von Lippen, Zahnreihen, Zunge, Rachen und Mundhöhle. Die Mundhöhle ist mit einer Schleimhaut überzogen. Auch wenn wir nichts essen, sollte diese Schleimhaut feucht sein und nicht austrocknen. Das wird durch einen regelmäßigen, kontinuierlichen **Speichelfluss** – unabhängig von der Nahrungsaufnahme – sichergestellt. Täglich werden bis zu zwei Liter Speichel produziert, der auch eine hemmende Wirkung auf die Vermehrung von Bakterien hat. Durch diese sogenannte bakterizide Wirkung des Speichels werden Schleimhäute und Zähne geschützt, da mechanische Reize und gegebenenfalls schleimhaut- und zahnschädigende Substanzen stetig neutralisiert werden.

> **GUT ZU WISSEN**
>
> Achten Sie ganz bewusst auf Ihren Speichelfluss. Sie werden feststellen, dass der Anblick von unterschiedlichen Speisen zu unterschiedlich starkem Speichelfluss führt.

Zunge: Geschmacksknospen

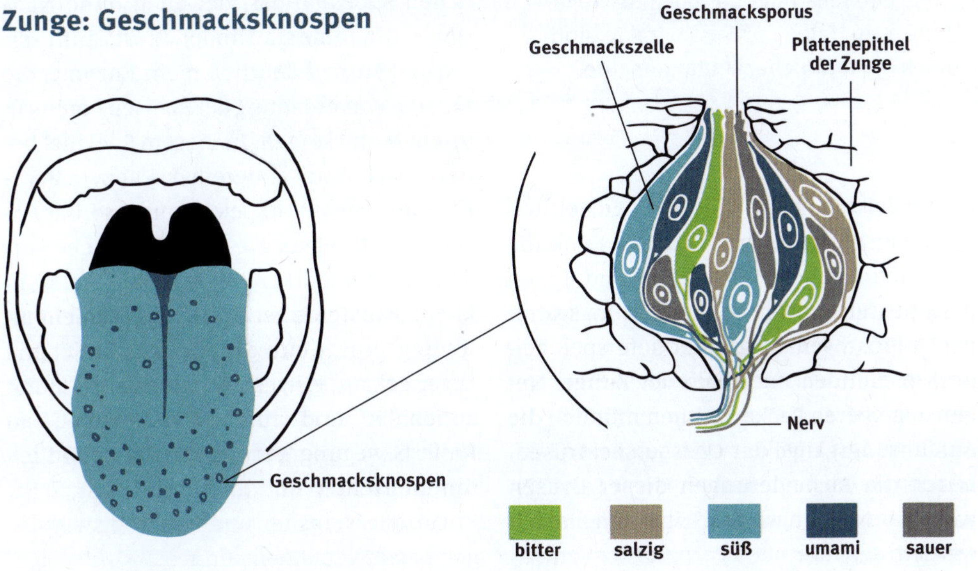

GUT ZU WISSEN

Umami

Mit dem japanischen Begriff umami bezeichnet man einen Geschmack abseits der üblichen vier Geschmacksrichtungen süß, salzig, sauer und bitter. Die Geschmacksqualität „umami“ initiiert über einen bestimmten körpereigenen Rezeptor vermehrten Appetit. Umami wird durch die biochemischen Verbindungen der Aminosäure Glutaminsäure vermittelt, die vor allem in stark proteinhaltigen Nahrungsmitteln wie Fleisch, Fisch und Käse vorkommt. Aber auch Pilze und reife oder getrocknete Tomaten sowie Hefe- und Sojaextrakte sind reich an natürlicher Glutaminsäure.

Gewährleistet wird dieser Speichelfluss durch verschiedene Drüsen, deren Funktion Sie durch Riechen, Schmecken und Kauen beeinflussen können. Die Ausführungsgänge der Unterzungen- und Unterkieferspeicheldrüsen münden unterhalb der Zunge. Neben den oberen Backenzähnen münden die Ausführungsgänge der Ohrspeicheldrüsen. Durch die Absonderungen dieser Drüsen kann der Nahrungsbrei gleitfähig gemacht werden.

Durch die Bewegung der **Zunge** wird die Speise hin und her geschoben und von den Zähnen zerkleinert. Die Zunge dient aber auch der Wahrnehmung von verschiedenen Geschmacksrichtungen: süß, sauer, salzig, bitter und umami.

Das Kauen führt zu einer ersten mechanischen Zerkleinerung der Nahrung, wodurch Geruchs- und Geschmacksstoffe ausgeschüttet werden. Durch diese Reize – aber auch durch Tastreize – werden weitere Botenstoffe freigesetzt, in deren Folge dann mehr Speichel produziert wird, der mit den Speisen durch die Kaubewegungen gemischt wird.

Dieser **Speichel** unterscheidet sich in der Zusammensetzung von dem kontinuierlichen Speichelfluss, der auch ohne Nahrungsaufnahme stattfindet. Er ist zähflüssiger und enthält deutlich mehr Enzyme, die für eine Vorverdauung der Speisen bereits in ihrem Mund sorgen. In diesem Speichel befindet sich unter anderem das Enzym **Ptyalin,** die sogenannte Speichelamylase. Das Enzym gewährleistet die erste chemische Verdauung von Stärke, indem es die Stärke in kleine Bausteine zerlegt. Dies geschieht allerdings nur, wenn die Speise ausreichend lange gekaut, eingespeichelt und im Mund zermahlen und durch die Zungen- und Kieferbewegung vermengt und gründlich durchmischt wird.

GUT ZU WISSEN

„Gut gekaut ist halb verdaut?"

Generell wird diese Weisheit eher überbewertet, da nachfolgende Organe ein unzureichendes Einspeicheln oder Zerkleinern im Mund „nachholen" können. Allerdings ist das langsame Kauen, „sich die Zeit nehmen", bei Bauchbeschwerden eine **erste effektive** Möglichkeit, um Verdauungsprozesse zu optimieren.

Dies gilt umso mehr, je weniger Möglichkeiten Sie haben, auf die Speisenzusammenstellung Einfluss zu nehmen, zum Beispiel bei Kantinenessen, stetiger Auswärtsversorgung, unregelmäßigen Mahlzeitenabständen und nicht beeinflussbaren Portionsgrößen von Lebensmittelkomponenten wie bei Tellergerichten. Denn durch das Kauen, Riechen, Schmecken – Sinneseindrücke, die vor und während der Mahlzeiten wahrgenommen und verarbeitet werden, werden viele reflektorische Prozesse, die bestimmte Enzyme im weiteren Verdauungsprozess bereitstellen, angekurbelt. So erhöht sich die Darmbewegung und die Gallenblase wird zu Kontraktionen angeregt.

Sie können dies selbst überprüfen, indem Sie Kaugummi kauen. Selbst nach 20 Minuten Kaubewegung und nur durch das Herunterschlucken von Speichel werden Sie einen weiterhin deutlich erhöhten Speichelfluss wahrnehmen und je nachdem auch Darmbewegungen spüren, da Ihr Darm denkt oder vielleicht hofft „es käme noch etwas nach".

→ **TIPP**

Achten Sie einmal ganz bewusst auf den sich ändernden Geschmack eines trockenen Stück Roggenbrotes.

Sie werden feststellen, dass durch längeres Kauen und Einspeicheln der zu Beginn herbe Brotgeschmack im Laufe der Zeit süßlicher wird. Hier war Ptyalin am Werk.

Dem Speichel sind noch andere antibakterielle Eiweiße beigemischt. So kann zum Beispiel das Enzym **Lysozym** Wandbestandteile von Bakterien spalten, sie somit unschädlich machen und auf diese Weise die Zähne schützen. Lysozym kommt auch als Lebensmittelzusatzstoff zur Verbesserung der Haltbarkeit zum Einsatz, zum Beispiel bei geriebenem Käse. Im Endeffekt bewirkt Ihr Speichel nichts anderes in Ihrer verzehrten Speise: Der Brocken, der gut eingespeichelt und in kleine Bestandteile zerlegt wurde, bevor er heruntergeschluckt wird, wurde sozusagen „keimärmer" gemacht. Auch deshalb sind Kauen und Einspeicheln so wichtig. Erst recht, wenn Sie Medikamente nehmen, die die Produktion der Magensäure verringern, aber dazu kommen wir später (siehe Magen → Seite 25).

Der Speichelfluss wird reflektorisch ausgelöst. Sie können ihn durch chemische Reize, also den Kontakt der Nahrung mit der Mundschleimhaut, mechanische Reize wie Kauen, Geruchs- und Geschmacksreize von Essensdüften und Hungergefühl verstärken. Psychogene Faktoren wie Freude, Angst, Aversion, Vorliebe oder auch Schlafmangel können den Speichelfluss fördern oder mindern. Manche Medikamente und ein Mangel an Flüssigkeit können die Speichelproduktion senken.

Die Speiseröhre

Wir Menschen schlucken zwischen 600- und 2.000-mal pro Tag. Daran sind über 30 verschiedene Muskelpaare beteiligt, die das Kauen und Schlucken gewährleisten, sofern Sie nicht hastig und überstürzt Ihre Mahlzeit verzehren. In der **oralen Phase,** die bewusst steuerbar ist, bewegt die Zunge den Speisebrei in Richtung Rachen, des „Pharynx". In der darauffolgenden **pharyngealen Phase** hebt sich der Kehlkopf, wodurch die Luftröhre verschlossen wird. Durch die dann folgende Pumpbewegung der Zunge wird der Speisebrei in den Rachenraum gedrückt, und so reflektorisch, das heißt, dies läuft unbewusst wie ein Reflex ab, in die **Speiseröhre** geführt. Er fließt dann mithilfe einer wellenförmigen Muskelbewegung durch die Speiseröhre in den Magen. Diese Vorwärtsbewegung in Richtung Magen funktioniert bei Ihnen sogar dann, wenn Sie auf dem Kopf stehen: Deshalb können Sie ein Glas Wasser aus einem Strohhalm schlucken, ohne dass Ihnen dann Wasser aus dem Mund läuft, oder auch im Liegen auf dem Sofa essen.

Die Passagezeit in der Speiseröhre, sie wird fachsprachlich „Oesophagus" genannt, beträgt pro Bissen zwischen acht und 20 Sekunden. Dies setzt voraus, dass Sie den Speisebrei gut eingespeichelt haben oder er feucht genug ist. Wenn Sie einen trockenen Keks nicht lange genug kauen, werden Sie ihn nicht gut schlucken können. Er wird im wahrsten Sinne „im Halse stecken bleiben". Daher bleiben gutes Einspeicheln und Kauen die erste Grundregel für eine reibungslose Verdauung.

Die Muskelspannung in der Speiseröhre ist abhängig von dem, was Sie essen und wie Sie leben. Sehr fetthaltige Lebensmittel, Alkohol, mehr als 400 Milligramm Koffein pro Tag, aber auch Nikotin senken den Spannungszustand (Tonus) der Speiseröhre. Ein schlaffer Tonus in Richtung Magen ist nicht erwünscht. Dann kann Sodbrennen auftreten, verursacht durch einen Rückfluss von saurem Mageninhalt in die Speiseröhre. Auch ein hoher Progesteronspiegel, zum Beispiel während der Schwangerschaft oder bei Hormonsubstitution, kann Sodbrennen auslösen. Durch dieses Hormon senkt sich der Tonus der Speiseröhre nachweislich.

Der Magen

Aus der Speiseröhre gelangt der Speisebrei in den Magen, altgriechisch „Gaster". Der Magen ist ein dickwandiges Hohlorgan, welches mit einer robusten Schleimhaut ausgekleidet ist. Sein Fassungsvermögen ist individuell und abhängig von Ihren gewohnten Portionsgrößen. Der Magen kann gefüllt bis zu 1,5 Liter aufnehmen.

Als Hohlorgan dient der Magen dazu, den **Speisebrei zu sammeln** – er hat also durchaus auch eine Reservoirfunktion –, um ihn mit dem Magensaft zu vermengen. Auch im nüchternen Zustand ist der Magen sauer. Gewährleistet wird dies durch Drüsen, die sich in der Magenschleimhaut befinden. Diese sogenannten Belegzellen produzieren, neben einem wichtigen Faktor für die Aufnahme von Vitamin B12, vor allem die Salzsäure, die für einen niedrigen Säurewert (= pH-Wert 1,5–2,0) im Magen sorgt.

→ **TIPP**

Eine individuell angepasste Mahlzeitenzusammensetzung und Mahlzeitenanzahl pro Tag kann Verdauungsprozesse optimieren

Eine gute Hauptmahlzeit dauert idealerweise zwischen 20 und 30 Minuten. Für einen optimalen Verdauungsprozess ist genügend Zeit zwischen den einzelnen Mahlzeiten, in denen der Magen sich selbst reinigen und erholen kann, wesentlich. Ein „Dauersnacken" mit vielen Mahlzeiten über den Tag verteilt, aber auch wenige Mahlzeiten mit zu großen Portionsgrößen unterbinden die physiologisch wichtigen Möglichkeiten des Magens und der nachfolgenden Verdauungsorgane.

Diese **Säuredusche** im Magen bewirkt die Freisetzung und Aktivierung von eiweißspaltenden Enzymen für den weiteren Verdauungsprozess. So werden auch Bakterien und Keime aus der Nahrung reduziert. Auch das wichtige Enzym **Pepsin** kann nur dann funktionstüchtig werden und den Speisebrei für die weitere Verdauung im nachfolgenden Dünndarm vorbereiten, wenn im Magen ein niedriger pH-Wert vorherrscht. Das fettspaltende Enzym des Magens, die Magenlipase, ist zwar wirkungsarm, allerdings wichtig für die Verdauung von mittelkettigen Fettsäuren, zum Beispiel aus Milchprodukten. Koh-

GUT ZU WISSEN

Warum kalte Buttermilch abführt

Nach Verzehr großer Mengen kalter Buttermilch, es muss schon mehr als ein Glas sein (> 300 ml), auf leeren Magen, hat der Magen keine Verdauungsaufgabe: Buttermilch enthält keine Feststoffe, die zerkleinert werden müssten. Sie ist flüssig und sehr sauer und kann den Magen daher rasch verlassen. Dies wird durch den Kältereiz verstärkt. Dadurch flutet die laktosehaltige Buttermilch in großer Menge schnell und unverzüglich im oberen Dünndarm an. Hier kommt es zu einer „Überforderung" der Verdauungsprozesse im Duodenum (→ Seite 29) und oberen Jejunum (→ Seite 33). Vorhandene Enzyme reichen für diese Mengen ad hoc nicht aus und die Speise bleibt praktisch „unverdaut". Die nachfolgenden und tieferen Darmabschnitte können diese schlechte Vorbereitung nicht mehr ausgleichen. Ein starker Wassereinstrom aufgrund der nicht verdauten Stoffe und Luftansammlungen aus bakteriellen Prozessen sind die Folge. Und Sie merken dies durch weiche, schnelle, gegebenenfalls explosionsartige Stuhlentleerungen.

lenhydrate werden im Magen so gut wie gar nicht verdaut.

Auch im nüchternen Zustand sondern die **Magendrüsen** circa zehn Milliliter Magensaft pro Stunde ab und halten den Magen „sauer". Zusätzlich wird von den Schleimdrüsen eine zähflüssige Flüssigkeit produziert, die sich vollflächig auf die gesamte obere Zellschicht des Magens legt. Nur sie bietet einen vollständigen Schutz vor Selbstverdauung, da sie mit Vorstufen der Salzsäure interagiert.

Sie können durch die genussvolle Vorbereitung einer Mahlzeit, den Anblick oder den Geruch von Speisen sowie jede Nahrungsaufnahme an sich die Ausschüttung von Magensäure, also die Sekretion im Magen, auf drei Liter pro Tag erhöhen. Starker positiver Stress (Eustress), aber auch negativer Stress (Distress) können die Ausschüttung von Botenstoffen und damit die Menge an Magensäure beeinflussen.

Die **Magenbeweglichkeit,** die die Vermischung der Speisenbestandteile und der Enzyme sicherstellt, aber auch die Vorwärtsbewegung des Speisebreis in tiefere Darmabschnitte bedingt, ist von verschiedenen Faktoren abhängig. Den stärksten Reiz stellt die Magendehnung dar. Unterschätzen Sie diese Wirkung nicht: Eine ausreichende Magendehnung führt zur Ausschüttung taktgebender Hormone und bestimmt dadurch vielfältige Regelprozesse im gesamten Verdauungstrakt

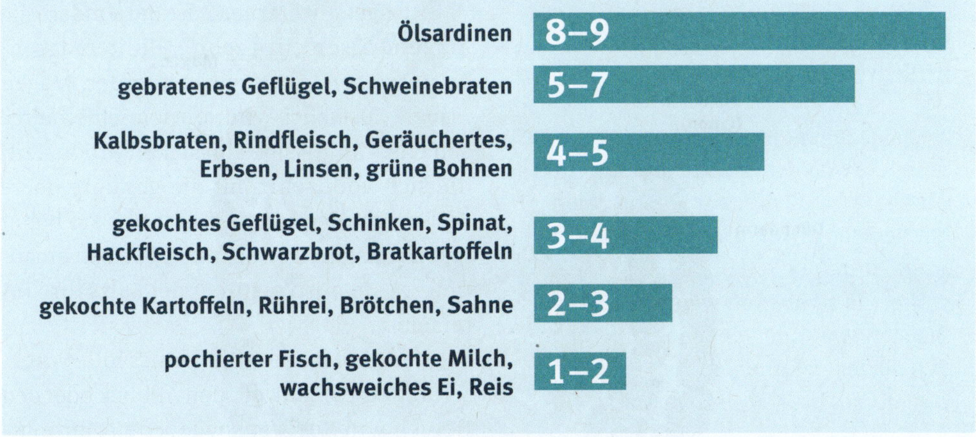
Ölsardinen
8–9
gebratenes Geflügel, Schweinebraten
5–7
Kalbsbraten, Rindfleisch, Geräuchertes, Erbsen, Linsen, grüne Bohnen
4–5
gekochtes Geflügel, Schinken, Spinat, Hackfleisch, Schwarzbrot, Bratkartoffeln
3–4
gekochte Kartoffeln, Rührei, Brötchen, Sahne
2–3
pochierter Fisch, gekochte Milch, wachsweiches Ei, Reis
1–2
Verweildauer einzelner Speisen im Magen (in Stunden)

(vom Mund bis zum Po). Zu kleine Mahlzeiten (stetiges Snacken) oder zu große Portionen (XXL-Portionen bei nur zwei Mahlzeiten am Tag) haben aufgrund dieser „taktgebenden" Eigenschaften bestimmenden Einfluss auf die nachfolgenden Verdauungsprozesse.

Der **Schließmuskel des Magens,** er wird auch „Pylorus" oder „Magenpförtner" genannt, übernimmt dabei eine Regelfunktion bezüglich der Weitergabe des Speisebreis in den Dünndarm. Denn erst wenn die Nahrung in circa zwei Millimeter große Bestandteile zermahlen und entsprechend durchgesäuert ist, öffnet sich der **Pförtner.** Um eine fettreiche Mahlzeit zu durchsäuern, benötigt es Zeit, da das Fettgerüst erst einmal verdaulich gemacht werden muss. Hieraus lässt sich ableiten, dass eine sehr fetthaltige Mahlzeit durchaus sechs bis sieben Stunden im Magen „liegen" kann, eine eiweißreiche Mahlzeit circa drei bis vier Stunden Verweildauer hat, wogegen kohlenhydratreiche Mahlzeiten eher in kurzer Zeit durch den Magen durchgleiten.

Magen, Dünn- und Dickdarm

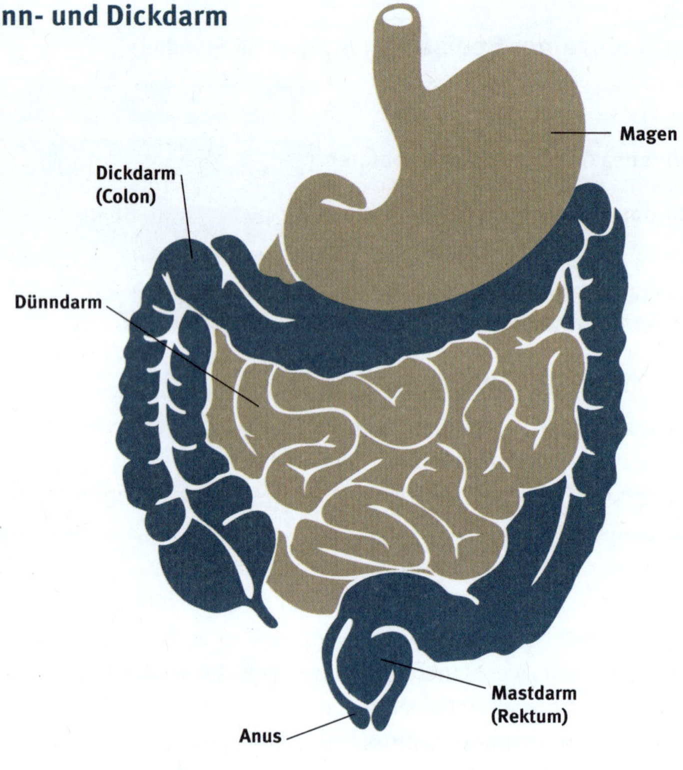

Aufbau der Dünndarmwand

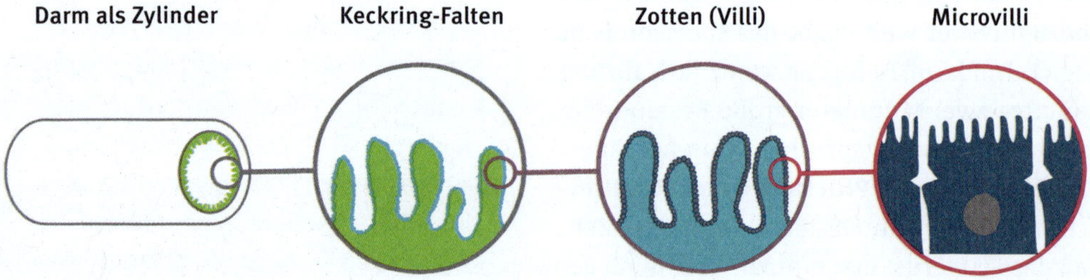

Der Zwölffingerdarm

Der kurze c-förmige erste Abschnitt des Dünndarms, mit lateinischem Namen **„Duodenum“** und landläufig „Zwölffingerdarm“ genannt, sichert eine weitere optimale Spaltung und Vorbereitung der aufgenommenen Nährstoffe. Diese Mammutaufgabe wird durch große Falten und Zotten erreicht, die eine starke Oberflächenvergrößerung des gesamten Dünndarms ermöglichen.

Durch das intensive Zusammenspiel von Hormonen und Enzymen wird auf dem Weg durch diese nur etwa 20 Zentimeter Darm die optimale Verdauung für die tiefer gelegenen Verdauungsabschnitte und der Transport von resorbierten Nahrungsbestandteilen in den Blutbahnen vorbereitet. Daher ist ein gleichmäßiges Anfluten der Speisen hier wünschenswert.

Im **Zwölfffingerdarm,** in diesem kurzen Abschnitt, münden auch der Ausgang der **Gallenblase** und der **Bauchspeicheldrüse** in den Darm, die zusammen mit der **Leber** für die Zugabe der wichtigsten Verdauungsenzyme verantwortlich sind, damit danach alles reibungslos funktioniert.

Die Leber

Die **Leber,** mit altgriechischem Namen „Hepar“, ist das schwerste Einzelorgan des Menschen. Sie wiegt annähernd 1,5 Kilogramm. Die Leber sichert den Umbau und die Entgiftung von verschiedenen Stoffen und ist das zentrale Stoffwechselorgan. Sämtliche Nahrungsbestandteile, die über den Darm aufgenommen werden, gelangen erst einmal dorthin. Sie ist die Zentrale für die Aufnahme und Verteilung von Eiweiß-, Fett- und Kohlenhydratbausteinen in unserem Körper.

Gleichzeitig ist die Leber auch die Fabrik für die Produktion einer Verdauungsflüssigkeit, die die Emulgierung der Nahrungsfette sicherstellt.

→ TIPP

Fruktose als Verursacher einer Fettleber

Sie haben bei einer Laboruntersuchung oder einer Ultraschalluntersuchung die Diagnose **Fettleber** bekommen? Dann können nicht die Fette – sondern zu viel Obstsäfte, Getränke, Smoothies oder mit Fruktose gezuckerte Getreideerzeugnisse die Verursacher sein. Denn insbesondere Fruktose nimmt bezüglich ihrer Weiterverarbeitung eine Sonderstellung ein. Über 90 Prozent der verzehrten Fruktose werden über die Leber abgebaut. Kein anderes Organ kann Fruktose so effizient um-

Leber – Galle – Pankreas

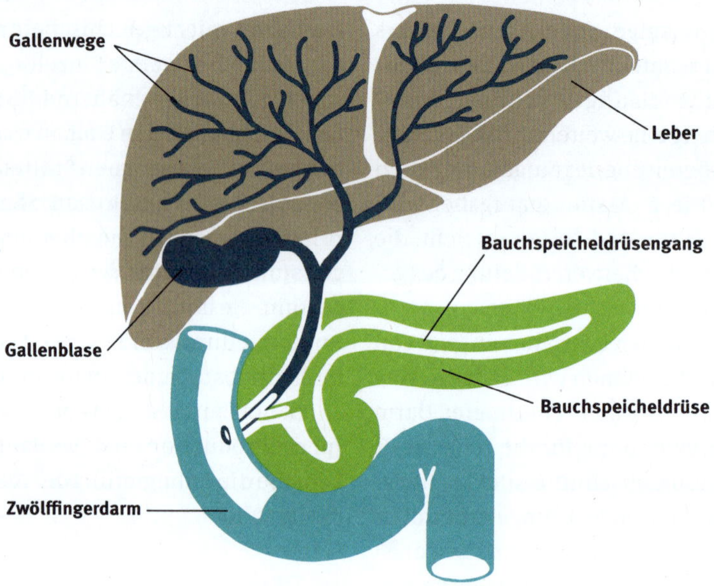

wandeln. Das hat allerdings auch Nachteile: Fruktose kann bei zu hoher „Anflutung“ die Leber erheblich belasten und bleibt praktisch in der Leber „verhaftet“. Durch eine notwendige Umbaumaßnahme kann die Fruktose – anders als Glukose – die Leber nicht mehr verlassen. Der einzige Weg, der ihr bleibt, ist die Weiterverarbeitung von Teilen ihres Moleküls zur Neubildung von Fettbausteinen. So kann ein übermäßiger Verzehr von Fruktose auf Dauer zu einer Leberverfettung führen.

Auch Patienten, die eher fettarm essen, dafür aber ein Übermaß an Fruktose in der täglichen Kost haben, werden demnach auf die Dauer auffällige Fettstoffwechselparameter zeigen. Und das, obwohl – oder gerade – weil sie fettarm essen! Eine weitere Fettreduktion hilft dann nicht. Nur das Gegenteil wird heilend wirken. Nur wenn Sie die zu viel verzehrten Zucker gegen gute Fette eintauschen, können Sie hier im Rahmen einer energieangepassten Kost wirksam gegensteuern.

Für die optimale Pflege der Leber ist nicht die aufgenommene Fruktosemenge entscheidend, sondern auch die **gegessene Kalorienmenge pro Mahlzeit**. Denn als Stoffwechselzentrale kann sie, unabhängig von der Zusammensetzung der Makronährstoffe, Nahrungsenergie „zwischenparken". Durch eine fortwährende Über- oder Fehlernährung wird die Leber verfetten.

Die Gallenblase

Die Gallenblase hat die Form einer kleinen schlanken Birne und ist etwa 12 Zentimeter groß, sie kann ungefähr 30 bis 50 Milliliter Flüssigkeit fassen. In der Leber werden aber tagtäglich 600 bis 700 Milliliter „Lebergalle" produziert. Die Gallenblase dient somit praktisch als „Garage für die Leberflüssigkeiten". Sie dient der Eindickung, aber auch der Speicherung der von den Leberzellen produzierten Flüssigkeit.

Die Wände der Gallenblase und die der Gallenwege können sich stark kontrahieren. So sorgen sie für die Fortbewegung der Gallenflüssigkeit, die sich – zusammen mit den Vorstufen aus der Pankreas – ins Duodenum, in den Dünndarm, ergießen soll.

Die wichtigste Aufgabe der Galle ist die Emulgierung der Fette, das bedeutet: Sie macht aus großen Fetttropfen viele kleine Tröpfchen. Nur dadurch können Fette verdaubar gemacht werden. Praktisch können Sie sich das vorstellen, als würden Sie ein Spülmittel in das Abwaschwasser geben. Und – um bei diesem Bild zu bleiben – genau das sind die Folgen, wenn die Gallen- und Pankreasflüssigkeit nicht mehr ausreicht oder nicht passend zur verzehrten Fettmenge freigegeben wird: Ihr Endergebnis ist mit Fett behaftet, alles wird in Mitleidenschaft gezogen und die Fette selbst können nicht mehr ausreichend aufgenommen und verwertet werden.

Kommen im Duodenum, dem ersten Dünndarmabschnitt nach dem Magen, Fette an, so melden dies Sensoren und schütten spezielle Botenstoffe (Cholecystokinin) zur Verdauungsvorbereitung aus. Gleichzeitig ist dieser Botenstoff ein Signal, welcher die Stärke der Gallenkontraktion mitbestimmt. Kommen keine Fette an, weil Sie nichts essen, fasten oder strikte fettarme Diät halten, werden auch keine Botenstoffe – und entsprechend auch wenig Galle – ausgeschüttet.

→ TIPP

Gallensteine können hausgemacht sein

Ist Ihr Essverhalten unregelmäßig? Bevorzugen Sie eher große Mahlzeitenabstände, wie zum Beispiel nur zwei Mahlzeiten pro Tag? Fasten Sie regelmäßig oder führen Sie Intervallfasten über einen längeren Zeitraum durch? Dann tragen Sie ein höheres Risiko einer möglichen Gallensteinbildung.

Denn alle diese Faktoren zwingen Ihre Gallenblase, die Gallenflüssigkeit stärker einzudicken, ohne dass sie sich durch eine Kontraktion erleichtern könnte. Auf diese Weise verändert sich das Löslichkeitsprodukt der Gallenflüssigkeit. Eine mögliche Auskristallisierung, die Bildung von Gallengrieß und eine schlechtere Fließeigenschaft können die Folge sein. Das gleiche Resultat würde sich auch bei einer dauerhaft eher fettarmen Ernährungsweise ergeben, oder bei einem stetigen Ausfall der Abendmahlzeit, einem „dinner-cancelling". Hier ist die Gallenflüssigkeit ebenfalls über einen längeren Zeitraum in der Gallenblase „gefangen" und dem Eindickungsprozess unterworfen. Regelmäßiges Essen ohne allzu lange Essenspausen kann der Bildung von Gallensteinen entgegenwirken.

Die Bauchspeicheldrüse

Die Bauchspeicheldrüse, auch das „Pankreas" genannt, liegt eingekuschelt zwischen Magen und Duodenum. Dieses L-förmige Organ wird in Kopf, Körper und Schwanz unterteilt. Ihr Ausführungsgang öffnet sich in der Regel gemeinsam mit dem Gallengang in den Zwölffingerdarm.

Etwa ein bis 1,5 Liter Verdauungssaft werden pro Tag von der Bauchspeicheldrüse in den Zwölffingerdarm abgegeben. Sie enthalten pankreasspezifische Enzyme, die viele nachfolgende Verdauungsprozesse sichern. Diese Enzyme dienen der Eiweißspaltung (Trypsinogen, Chymotrypsin und andere Protease), der Stärkeverdauung (Amylase) und der Fettverdauung (Lipase und Elastase A). Um sich selbst zu schützen, gibt die Bauchspeicheldrüse nur die Vorstufen der Enzyme ab. Diese werden erst im Duodenum zum Teil durch ein aufwendiges Miteinander mit anderen Baustoffen aus anderen Organen aktiviert.

Bei Funktionseinbußen des Pankreas ist als Erstes die Fettverdauung betroffen. Eine solch eingeschränkte Funktion kann auch durch Abflussbehinderungen entstehen, zum Beispiel wenn sich Gallensteinchen im gemeinsamen Ausführgang von Galle und Bauchspeicheldrüsensekret festsetzen. Das kommt recht häufig vor. Staut sich dann Gallenflüssigkeit zurück in die Bauchspeicheldrüse, entsteht schnell dort eine Entzündung. Solche Erkrankungen der Gallenwege sind mit bis zu 60 Prozent Hauptverursacher von entzündlichen Veränderungen in der Bauchspeicheldrüse. Es lohnt sich also, einen Gallenstein oder Abflussbehinderung in den Gallenwegen durch regelmäßige Mahlzeiten und eine ausgewogene Kombination der Makronährstoffe zu verhindern.

Der Leerdarm

Der auf den Zwölffingerdarm und den Ausgang der Bauchspeicheldrüse folgende Darmabschnitt, der Leerdarm oder das **Jejunum,** ist das längste Einzelorgan Ihres Körpers. Es gewährleistet den Transport. Durch verschiedene Bewegungsmuster können auch lange Passagezeiten (acht bis 16 Stunden) realisiert werden, um die weitere enzymatische Aufspaltung und Verwertung der verzehrten Nahrungsbestandteile zu ermöglichen.

Die Hauptaufgabe des Jejunums ist die Vervollständigung der Verdauung und die Resorption von Kohlenhydraten, Fetten und Proteinen sowie von Mikronährstoffen (Vitamine, Spurenelemente und Mineralstoffe). Dafür sind die verschiedenen Bewegungsmuster unerlässlich (→ Seite 34). Dies kann zum Beispiel eine Pendelbewegung sein, die eine Durchmischung des Speisebreis gewährleistet. Tonische Kontraktionen führen zu einer Abtrennung oder einem Verschluss eines Darmabschnitts, sodass der Speisebrei sowohl vorwärts als auch rückwärts bewegt werden kann, wobei die Gesamtbewegung überwiegend aboral (vom Mund Richtung Anus) verläuft. Diese besondere Eigenschaft ermöglicht Ihrem Darm die Einwirkung von Enzymen und die besondere Behandlung von aufwendig zu verdauenden Bestandteilen in fortwährenden Verdauungsprozessen

GUT ZU WISSEN

Der Darm arbeitet nicht nur vorwärts!

Häufig haben Bauchpatienten das Gefühl, dass sie kurz nach dem Essen verdächtige Speisen wieder ausscheiden. Dem ist nicht so: Denn **danach** heißt nicht **deswegen** (Kausalität und Korrelation). Dazwischen liegen bis zu neun Meter Darmpassage, in denen die Speisen hin und her, auf und ab bewegt und neu vermengt oder aufgeteilt werden. Die Transitzeit wird maßgeblich durch die Zusammenstellung der Makronährstoffe (→ Seite 87) beeinflusst.
Starten Sie einen Selbstversuch mit gekochter Roter Bete oder Spinat. Sie werden an der Stuhlfarbe erkennen, dass sich zwar eine schnelle Stuhlfärbung zeigt, entsprechende feste unverdauliche Bestandteile aber erst nach mehreren Stunden, wenn nicht Tagen, ausgeschieden werden. Dies wird durch die einzigartigen Bewegungsmuster im Dünndarm gewährleistet, die den verschiedenen Inhaltsstoffen der Nahrung angepasst werden können.

Bewegungsmuster im Dünndarm

Vorkommen | **Bewegungsmuster**

Speiseröhre
Magen
Dünndarm

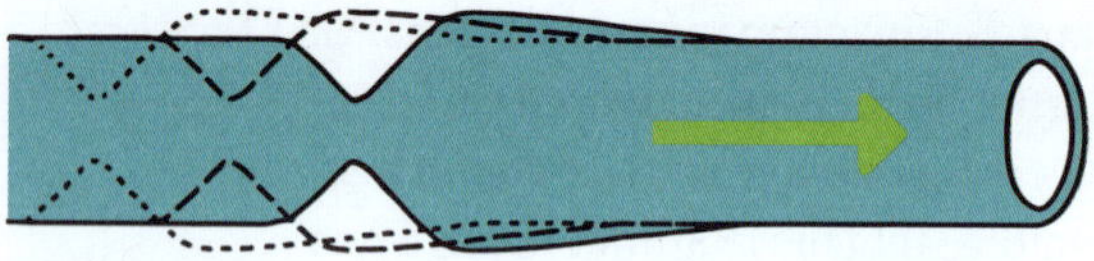

Peristaltik

Dünndarm
Dickdarm

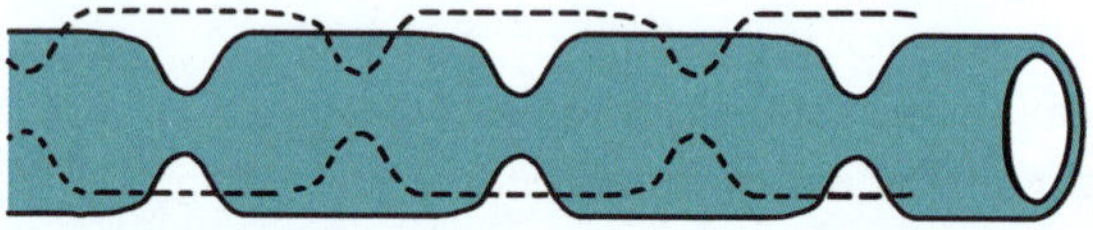

rhythmische Segmentation

Dünndarm
Dickdarm

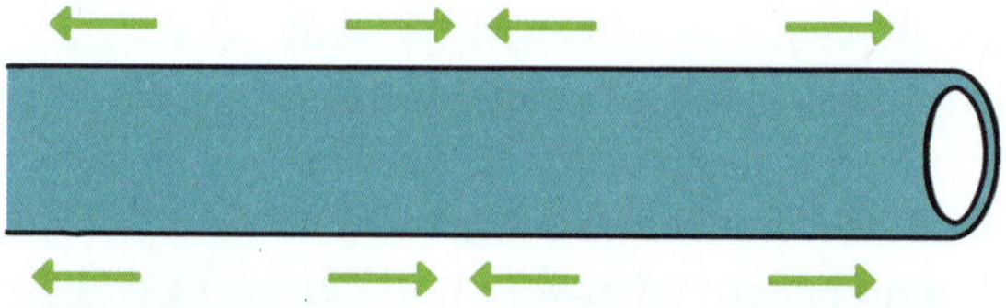

Pendelbewegung

Schließmuskeln im
Magen-Darm-Trakt

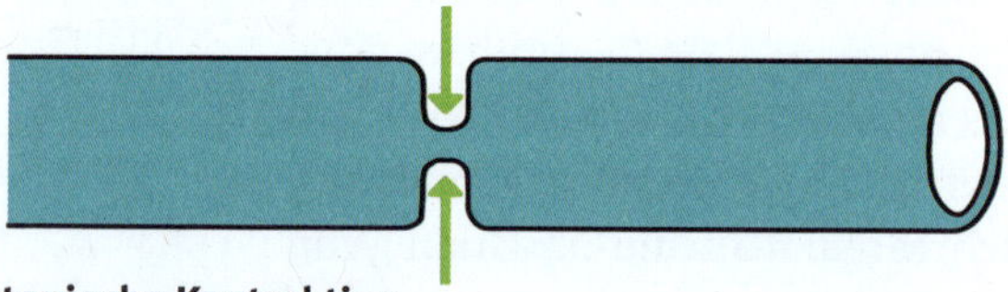

tonische Kontraktion

genauso wie die Weitergabe von bereits weitestgehend übrig bleibenden Speiseresten.

Die Resorption der verwertbaren Nährstoffe geschieht vorzugsweise im oberen Abschnitt des Jejunums. Dafür sind verschiedene Transportmechanismen vorgesehen. Zum Beispiel gibt es für **Glukose** elf verschiedene Aufnahmetransporter. Diese sind allesamt sehr leistungsfähig und können auch gegen ein Konzentrationsgefälle arbeiten. So stellt Ihr Körper sicher, dass ein Glukoseangebot aus dem Darm jederzeit und überall effektiv und schnell aufgenommen wird. Für **Fruktose** steht nur ein einzelner, nicht sehr leistungsfähiger Transporter (GLUT-5) zur Verfügung. Das ist auch gut so. Denn so schützt sich der Körper, um ein Überangebot an Fruktose, das zwangsläufig die Leber überfluten würde, zu vermeiden. Die Aufnahme von **Fetten,** aber auch von **Eiweißen** und deren Grundsubstanz, den Aminosäuren, ist deutlich komplizierter und mit mehr Aufwand verbunden.

Der Krummdarm

Dieser letzte Abschnitt des Dünndarms, Krummdarm oder „Ileum" genannt, entspricht in seiner Funktion einer Kontrolleinheit, die in Ihrem Körper eine ausreichende, weitestgehend vollständige Verdauung, insbesondere von Fetten und Kohlenhydraten,

GUT ZU WISSEN

Cholesterin und der enterohepatische Kreislauf

Die Grundsubstanz der Gallensäuren ist das Cholesterin. Cholesterin ist eine wesentliche Grundsubstanz für Zellmembranen, aber auch Ausgangsstoff für viele Hormone, zum Beispiel für einige Geschlechtshormone (unter anderem Östrogen) und für das Stresshormon Cortisol. Ihr Körper ist bezogen auf das Cholesterin ein Recyclingwunder, um sicherzustellen, dass er mit dieser lebensnotwendigen Grundsubstanz stets ausreichend versorgt ist.

So durchläuft ein Großteil der aus Cholesterin in der Leber produzierten Gallensäuren diesen Recyclingkreislauf bis zu zehnmal pro Tag, ohne dass allzu große Mengen verloren gehen.

Die Säuren werden durch die Gallenblasenkontraktion direkt vom Magen in das Darmlumen, den Hohlraum des Darms, gegeben. Sie verrichten dort ihre wichtige Arbeit, indem sie Fette verdaubar machen und positiven Einfluss auf den Besatz des Mikrobioms nehmen. Im letzten Abschnitt des Ileums werden die Gallensäuren nahezu vollständig wieder aufgenommen und über die Pfortader der Leber zugeführt.

sicherstellt. Denn in der Regel sollte nach einer Passage von fünf Metern in einem intakten Dünndarm die Speise so weit in Nahrungsmittelbestandteile zerkleinert sein, dass an dieser Stelle nur noch das ankommt, was Ihren Körper wieder verlassen soll.

Das **Ileum** prüft, ob der Speisebrei bisher ausreichend verdaut wurde. Es steht über Botenstoffe in engem Kontakt mit dem Magen und dem oberen Dünndarm. Kommt unverdaute Nahrung im Ileum an, sorgt es für einen langsameren Vorwärtstransport und vermindert eine allzu schnelle Weitergabe der Nahrung in den gesamten oberen Darmabschnitten. Die Regelung für den Vorwärts- und Weitertransport der Nahrung erfolgt über Sensoren an der Darmschleimhaut, die mit den oberen Darmabschnitten kommunizieren.

Eine wesentliche Eigenschaft dieses sehr wichtigen Dünndarmabschnitts ist zum einen die Sicherstellung der Aufnahme des Vitamins B12 und zum anderen die Rückresorption der Gallensäuren (siehe enterohepati-

Enterohepatischer Kreislauf

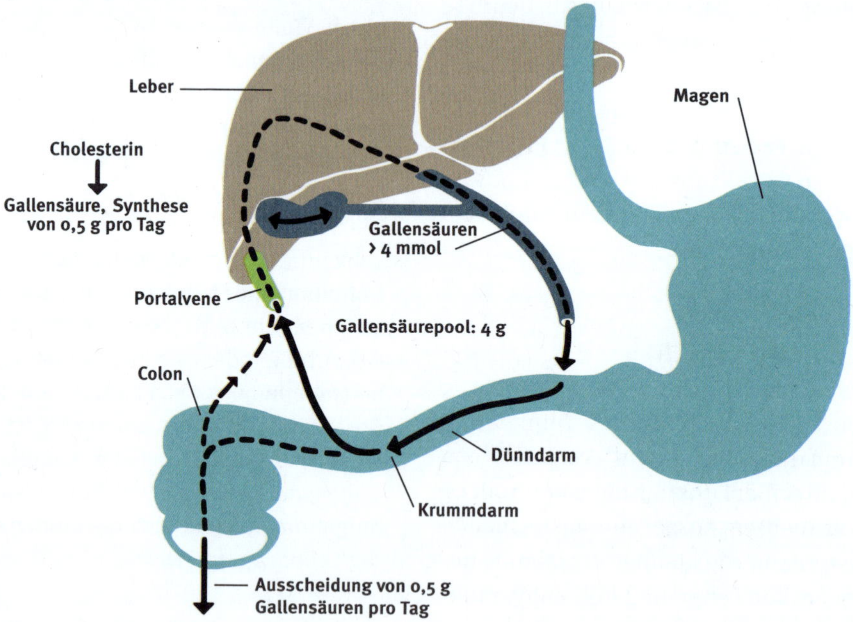

GUT ZU WISSEN

Ileumbremse: Viel Fett löst eine Vollbremsung aus, zu viele Fette einen Totalschaden

Essen wir zu viele fettreiche Lebensmittel auf einmal, können zwei Phänomene auftreten:
Als Erstes kommt es zur deutlichen Verlangsamung der gesamten Peristaltik im gesamten Magen-Darm-Trakt. Dies kann bis zum Stillstand der Eigenbeweglichkeit führen. Stundenlanges Aufstoßen und das Gefühl von Übelkeit sind die Folge. Der Körper verwendet eine Art Geheimwaffe, um mit solcher „Fettüberflutung" fertig zu werden: Er benutzt die **Ileumbremse!**
Wenn die anflutende Fettmengen im letzten Dünndarmabschnitt, dem „terminalen Ileum", zu groß sind, ist das ein Zeichen, dass die Verdauungssäfte aus der Gallenblase und der Bauchspeicheldrüse diese Massen an Fett nicht mehr beherrschen konnten.
Sie haben so etwas vielleicht schon selbst einmal erlebt, zum Beispiel nach üppigen Speisen während der Festtage?
Die vorhandene Menge an Gallensäuren und Enzymen reicht in solchen Fällen nicht aus, um eine Fett-Emulgation zu gewährleisten. Mehrfach melden Sensoren dann, dass Fette in tiefere Darmabschnitte gelangen. Es drückt und zwickt im Bauch, Sie stoßen auf und alles liegt „schwer im Magen", ohne Weitertransport der Speisen. Durch ein intensives Zusammenspiel von Hormonen und einer verstärkten Enzymausschüttung sowie einer vermehrten Gallensäurebereitstellung versucht der Körper, dieses Missverhältnis zu begradigen.
Wenn alles gut geht, nimmt die anflutende Fettmenge am terminalen Ileum ab, und lediglich eine vergleichsweise kleine Fettmenge erreicht das Colon. Gegebenenfalls wird der Stuhl etwas weicher und glänzender, aber der „Super-Gau" wird durch das Zusammenspiel von Magen, Dünndarm und erhöhter Enzymausschüttung in allen Bereichen verhindert.
Sind die verzehrten Fettmengen so hoch, dass der Körper trotz dieser **Ileumbremse** die Fettmassen nicht mehr vor Eintritt ins Colon abbauen und aufnehmen kann, erreichen Gallensäuren und Fette den Dickdarm. Dann kann es zur **Sturzentleerung** mit glänzenden, sogenannten massigen Stühlen kommen. Dies ist ein Zeichen dafür, dass die zur Verfügung stehenden Möglichkeiten des Körpers über den Stillstand der Vorwärtsbewegungen, anderen Muskelbewegungen und durch die Erhöhung der Verdauungsenzyme schlichtweg nicht ausgereicht haben, um die Massen an Fett in eine für die Resorption notwendige verfügbare Form zu bringen. Dann weiß der Körper sich nicht mehr anders zu helfen, als die anflutenden Fette und Säuren, die den Dickdarm erreichen, sofort mit hohen Wassermengen zu verdünnen. Die Folgen sind übel riechende, sehr weiche Stühle bis hin zu starken wässrigen Durchfällen, die zur umgehenden Entleerung führen.

scher Kreislauf → Seite 35 f.). Letztere unterliegen einem fein geregelten Recycling: Im oberen Verdauungskanal ausgeschüttet, im unteren Dünndarm wieder herausgefiltert, von dort zur Leber zurücktransportiert, wo sie aufbereitet und erneut im oberen Verdauungskanal wieder zur Fettverdauung verwendet werden. Ein Übertritt von großen Mengen an Gallensäure ins Colon muss verhindert werden, da diese Säure Wasser „ziehen" würde und somit weichere Stühle die Folge wären (siehe „Ileumbremse" → Seite 37).

Der Dickdarm

Dieser wie ein umgekehrtes U im Unterbauch liegende Darmabschnitt, **Colon** genannt, zeigt anders als im Dünndarm keine Falten und Zotten, sondern tiefe Schleimhautvertiefungen und -einbuchtungen, sogenannte Krypten, bei deutlich vergrößertem Durchmesser des Darms oder des Darmlumens.

Der Dickdarm dient hauptsächlich der Eindickung des Nahrungsbreis. Dies wird durch Wasserentzug und Elektrolytaustausch gewährleistet. Insbesondere die Kaliumrückresorption wird im Dickdarm sichergestellt.

Die Eigenbeweglichkeit und die Vorwärtsbewegungen im Colon sind deutlich langsamer als im Dünndarm. Sie kann durch die Reize bei der Speisenaufnahme und durch die Speisenzusammensetzung, insbesondere die Menge und Qualität der Ballaststoffe (→ Seite 115) bewusst beeinflusst werden.

Unter normalen Bedingungen ist die Zusammensetzung dieses Mikrobioms bei erwachsenen Menschen stabil. Bekannt ist heute, dass über die tägliche Auswahl von Lebensmitteln die Zusammensetzung und die Art der Darmbewohner beeinflusst werden kann. Wenn Sie ein bestimmtes Lebensmittel essen, dient dies bei Weitem nicht nur der Energiebereitstellung oder geschieht zum Genuss, Sie nehmen dadurch auch Einfluss

GUT ZU WISSEN

Faktoren, die Ihr Darmökosystem beeinflussen

- Zusammensetzung der Nahrung (bevorzugte Grundernährung)
- Darmperistaltik
- Vorhandensein und Menge an Gallensäuren
- Vorhandensein und Menge an Magensäure
- Überangebot an Kohlenhydraten aus der Nahrung
- Überangebot an Protein aus der Nahrung
- Lebensstil (Bewegung, Rauchen, Sport, Beruf)

Dickdarm (Colon)

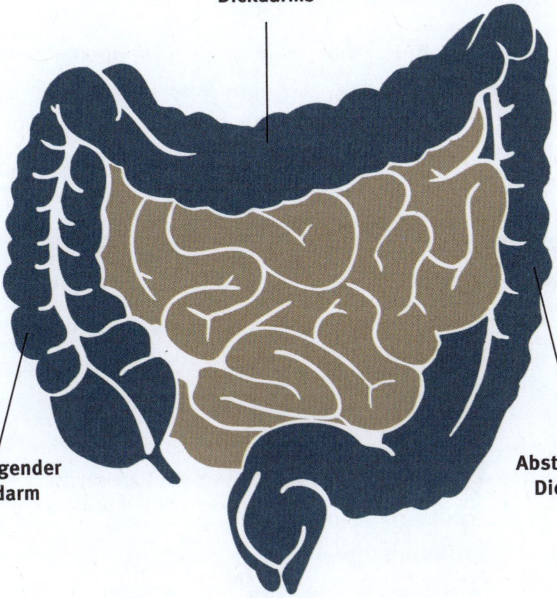

auf spezielle Eigenschaften und Funktionen Ihrer Darmbewohner, die darüber bestimmen, wie sich das Miteinander gestaltet. Durch die Art der bevorzugten Lebensmittel, die Sie tagtäglich verzehren, haben Sie einen großen Anteil daran, wer „bei Ihnen wohnt", weil Sie dadurch entscheiden, welchen Darmmitbewohner Sie „füttern". Im Erwachsenenalter haben Nahrungskohlenhydrate und Nahrungseiweiße den größten Einfluss auf die qualitative und quantitative Zusammensetzung der Darmmikrobiota.

Im tieferen Dünndarm und Colon existiert ein komplexes Ökosystem, das hauptsächlich aus einer Vielzahl von Bakterien, aber auch aus Viren und Pilzen bestehen kann. Sie sind in der Regel immun gegen Verdauungsenzyme und ernähren sich unter anderem von bestimmten Ballaststoffen, den sogenannten Präbiotika, die für Menschen

GUT ZU WISSEN

Das Mikrobiom oder: Wer lebt denn da?

Der Begriff Darmmikrobiom definiert die Gesamtheit aller Mikroorganismen, der Mikrobiota, und deren Gene in unserem Ökosystem Darm. Der Darm übernimmt dabei eine Barrierefunktion zwischen den äußeren Körperoberflächen und dem eigentlichen Körperinneren.
Unter normalen Bedingungen entwickelt sich in den ersten drei Lebensjahren ein stabiles Niveau im Mikrobiom. Damit das im Lauf des Lebens so bleibt, spielt die Magensäure, die Peristaltik in Ihrem Magen-Darm-Trakt, aber auch Ihr Immunsystem eine wesentliche Rolle. Wir wissen heute, dass Bakterien in der physiologischen Darmmikrobiota untereinander, aber auch mit ihrem Wirt, also Ihnen, kommunizieren können, in Form eines sogenannten „crosstalk“. So können Schutzfunktionen und Barrieren aufrechterhalten werden.

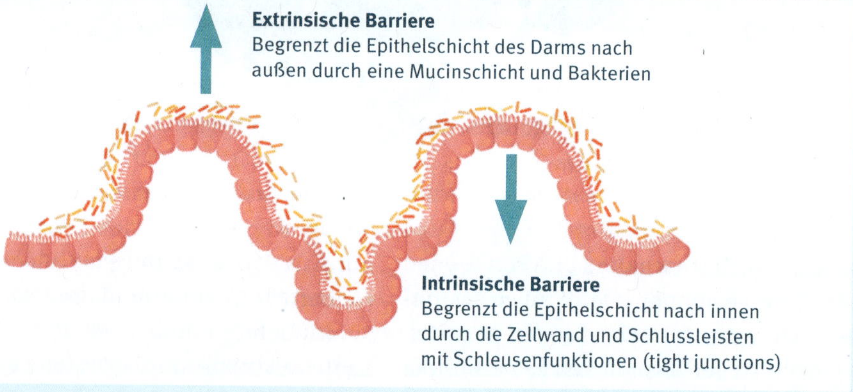

unverdauliche Nahrungsbestandteile darstellen. Die Mikrobiota verwendet sie als Energiequelle und produziert als Nebeneffekt wichtige schützende Säuren. Dabei kann es – je nach Bakteriensorte – auch zur Gasbildung (unter anderem Kohlendioxid, Was-

Eine Dysbiose kann sich zeigen als:

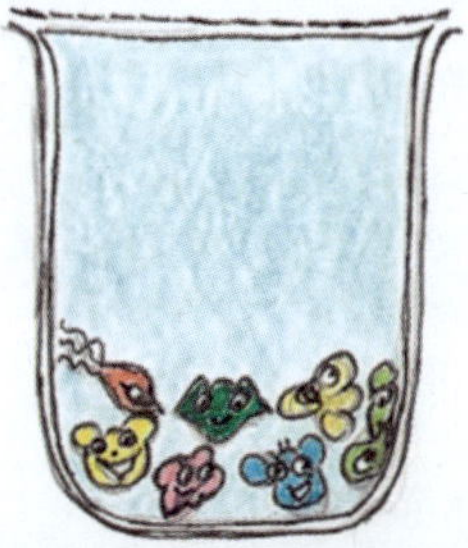

Hohe H_2-Exhalation durch **Prädominanz H_2 verstoffwechselnder Spezies** bei **insgesamt zu niedriger Besiedlung** (KBU)

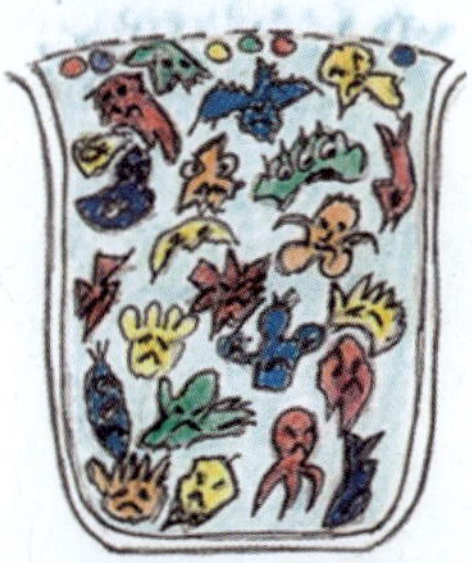

Hohe Keimzahl eher unerwünschter Spezies bei ausreichender Gesamtzahl (KBU)

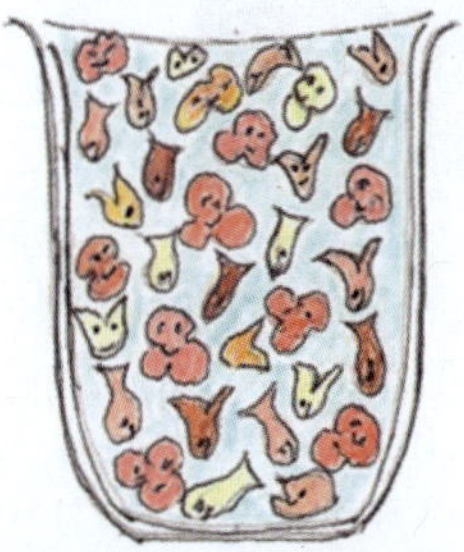

Zwar ausreichende Gesamtzahl, aber **niedrige Diversität** der Bakterien mit konsekutiver Anfälligkeit für Fehlbesiedelung (KBU)

serstoff, Methan oder Schwefel) kommen. Eine erhöhte Gasbildung – über das normale Maß hinaus – gilt nach heutigem Wissensstand als Zeichen einer unphysiologischen, nicht erwünschten Darmflora (=Dysbiose).

Formen einer Dysbiose, ohne dass eine krank machende Ursache vorliegt

Vor allem der aufsteigende Ast des Dickdarms, also der erste Teil des Dickdarms, auch „Colon ascendens" genannt, der direkt im Anschluss an das Ileum folgt, ist der „Hauptwohnort" der physiologischen Darmmikrobiota. Insgesamt kann sich in diesem Darmabschnitt eine Bakterienmasse von circa zwei Kilo befinden. In einem physiologischen Zustand und Zusammensetzung sind dies zu über 98 Prozent Bakterien, die keinen Sauerstoff mögen (siehe Blähungen und Meteorismus → Seite 53).

Dieses körpereigene individuell vorhandene Mikrobiom ist den mit der Nahrung einzeln aufgenommenen Bakterien (=Probiotika) quantitativ und qualitativ überlegen. Unter normalen physiologischen Bedingungen gleicht Ihr Mikrobiom einem genetischen Fingerabdruck Ihres Darms. Nur bei langfristigen stetigen Einflüssen kann sich das individuelle Ökosystem verändern. Dazu zählen auch unphysiologische Ernährungsfaktoren, zum Beispiel eine dauerhafte Überernährung oder ein stetig unphysiologisches Angebot an einzelnen Stoffen, zum Beispiel von bestimmten Zuckern.

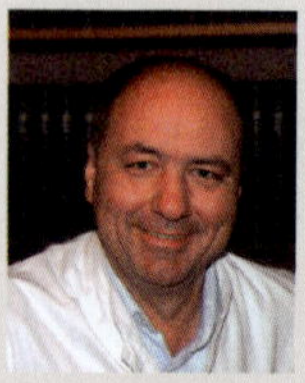

INFO

Sind Stuhltests zur Mikrobiomanalyse sinnvoll?

Das Darm-Mikrobiom ist in den letzten Jahren verstärkt in den Fokus der Wissenschaft geraten. Auch in der Öffentlichkeit stößt die Thematik auf großes Interesse. Immer mehr Untersuchungen zeigen, dass die Millionen Mikroorganismen, die unseren Darm besiedeln, nicht nur unverzichtbare Dienste bei der Verdauung und Verwertung der Nahrung leisten, sondern dass die Zusammensetzung dieser Mikroorganismen auch eine Rolle bei der Entstehung verschiedenster Erkrankungen – von Herz-Kreislauf-Leiden, psychischen Störungen bis hin zu Lebererkrankungen und Adipositas – spielt.

Einige Hersteller und Labore bieten deshalb Untersuchungen von Stuhlproben zur „Analyse“ der Darmflora an und leiten aus den Ergebnissen Ernährungs- und Handlungsempfehlungen ab. **Die Deutsche Gesellschaft für Gastroenterologie, Verdauungs- und Stoffwechselkrankheiten (DGVS) rät jedoch davon ab, Stuhltests zur Untersuchung des Mikrobioms zu nutzen.** Diesen fehlt derzeit die wissenschaftliche Grundlage, so die Experten der Fachgesellschaft.

Stuhltests haben in vielen Bereichen der Gastroenterologie ihren festen Platz: Etwa in der Darmkrebsvorsorge, wo mit dem IFOB-Test verstecktes Blut im Stuhl aufgespürt wird.

Auch die DNA von Darmbakterien lässt sich aus dem Stuhl isolieren und analysieren – dies kommt beispielsweise bei der Diagnostik einzelner pathogener Erreger wie Clostridium difficile zum Einsatz.

„Eine Analyse des gesamten Spektrums der Mikroorganismen im Darm ist allerdings weitgehend sinnlos, da die Zusammensetzung des Mikrobioms und eventuelle Krankheitssymptome nicht unbedingt etwas miteinander zu tun haben“, sagt Professor Dr. med. Stefan Schreiber (Foto), Direktor der Klinik für Innere Medizin I des Kieler Universitätsklinikums.

„Die Mikrobiom-Forschung steht noch relativ am Anfang: Welche Korrelationen bestehen und wie sie sich im Einzelfall auswirken, ist derzeit noch nicht ausreichend bekannt. Darüber hinaus liefert die Analytik auch noch keine konsistenten Ergebnisse, die zwischen verschiedenen Laboren vergleichbar wären.“

Der Mastdarm

In diesem den Verdauungstrakt abschließenden röhrenförmigen kleinen Hohlorgan, dem Mastdarm oder **Rektum**, findet die kontrollierte Speicherung des Stuhls, die Kontinenz und dessen willentlich beeinflusste Abgabe, die Defäkation oder auch Stuhlentleerung statt.

Das Rektum bildet zusammen mit dem Analkanal eine Funktionseinheit. Gehalten und abgedichtet wird der gesammelte Stuhl durch verschiedene Schließmuskel und stark durchblutete Gefäßpolster, die Hämorrhoiden, die am Ausgang des Rektums dafür sorgen, dass kein Stuhl nach außen austreten kann. Alle Gefäße in diesem Bereich enthalten viele Nervenfasern. Dadurch ist Ihr Körper in der Lage, Signale schnell und intensiv wahrzunehmen. Andererseits empfinden Sie dadurch auch kleine Risse oder entzündete Hautfalten durch Stuhlunregelmäßigkeiten als schmerzhaft (siehe Hämorrhoiden → Seite 76).

GUT ZU WISSEN

Warum der Kreislauf nach Sturzentleerung „schwächelt"!

Ist die Transitzeit im Dickdarm durch ungünstige Nahrungseinflüsse, Infekte oder chronische Erkrankungen zu kurz, verbleibt das Elektrolyt Kalium im Stuhl. Das ist die Erklärung, warum sich die Betroffenen nach Sturzentleerungen, also der schnellen Entleerung von sehr weichen, wässrigen Stühlen, schlagartig matt und kaltschweißig fühlen. Erst durch die dann notwendige Anpassung an die veränderten osmotischen Verhältnisse, bei der Elektrolyte in den verschiedenen Zellen hin- und hergeschoben werden, stabilisiert sich der Kreislauf wieder. Das dauert seine Zeit.

Entleerung und Stuhlhygiene

Der Entleerungsprozess selbst ist ein kompliziertes Manöver aus willkürlicher und unwillkürlich gesteuerter Anspannung und Entspannung, wobei auch der Beckenboden mit seinen Bändern und Muskeln Einfluss auf die Entleerung nimmt. Wenn das Rektum gefüllt ist, werden Dehnungsreize in der Analschleimhaut aktiv. Der äußere Schließmuskel kann dann bewusst angesteuert werden, das heißt, er kann anspannen oder entspannen. Er drückt auf den inneren Schließmuskel. Dieser kann aber nicht willentlich angesteuert werden, sondern ist vom vegetativen Einfluss abhängig. Daher kann bei Menschen in Stresssituationen das Gefühl entstehen,

Stuhlentleerung – leicht gemacht

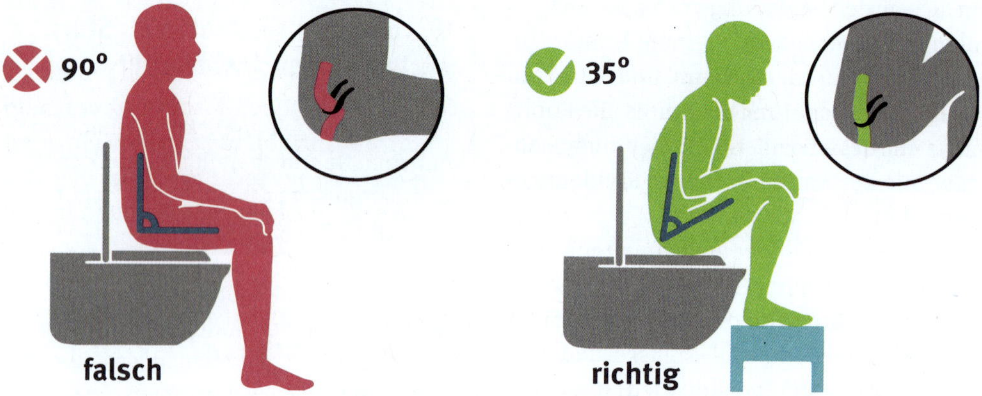

den Darm entleeren zu müssen, und trotzdem ist eine Stuhlentleerung nicht möglich, da sich der innere Schließmuskel nicht löst.

Deutlich unterstützend und erleichternd auf eine regelmäßige Entleerung wirkt die Bauchpresse und eine Hockstellung, wie sie Sie in vielen südländischen und islamischen Ländern vorfinden.

Wenn Sie unter Magen-Darm-Beschwerden leiden, sollten Sie sich auf jeden Fall Zeit für den Toilettengang nehmen. Durch das Zusammenspiel verschiedener willentlicher und nicht willentlich zu beeinflussender Muskelaktivitäten ist Ruhe und Muße für die Entleerung wesentlich. **Grundregel: Nicht mit Zeitdruck auf die Toilette gehen!**

→ **CHECK**

Toilettenmuße: Ist mir das bewusst?

- ☐ **Ich nehme mir Zeit, stehe nicht unter Zeitdruck**
- ☐ **Notwendiges Übel, muss sein**
- ☐ **Muss eher schnell gehen**

Die Stuhlanamnese

Die subjektiven Erwartungen an den Stuhlgang sind bei Betroffenen sehr unterschiedlich. Wenn Sie aufgrund Ihrer Bauchbeschwerden eine Fachärztin für Magen-Darm-Erkrankungen aufsuchen, wird sie Sie nach Ihrem Entleerungsgewohnheiten, Ihrem Stuhl, seiner Konsistenz und der Häufigkeit

GUT ZU WISSEN

Vom Unsinn der Seniorentoiletten ...

Um das Hinsetzen und Aufstehen beim Toilettengang zu erleichtern, werden WCs mit höherer Sitzposition angeboten. Doch Vorsicht: Diese sogenannten Seniorentoiletten, mit einer Sitzhöhe über 40 Zentimetern, sind eher kontraproduktiv für einen unkomplizierten Entleerungsprozess. Eine hohe Sitzhöhe (43–48 Zentimeter) erleichtert zwar – je nach Körpergröße – gegebenenfalls das Aufstehen, aber die Darmentleerung kann aus rein körperlich mechanischen Gründen deutlich schlechter vonstattengehen. Besser und empfehlenswerter ist eine normale – eher niedrigere Toilettenhöhe und dafür Griffe oder Bügel in der Nähe des WCs. So gelingt das Aufstehen besser und bei Kreislaufunregelmäßigkeiten aufgrund des Sitzens oder der Entleerung kann ein Umfallen verhindern werden.

der Stuhlentleerung pro Tag beziehungsweise pro Woche fragen.

Circa 70 Prozent der Menschen entleeren eher morgens nach dem Frühstück ihren Darm. Das hat vorwiegend physiologische Ursachen. Nach einer langen Nacht- oder Ruhephase schiebt der erste Bissen, die erste Tasse Tee oder Kaffee den Motor der Eigenbeweglichkeit des Darms schwungvoll an. Wenn dann Bewegung und das „hormonelle" Erwachen, also die Ausschüttung von Hormonen, dazukommen, kann sich ein deutlicher Entleerungsreiz bemerkbar machen, der auch gastrokolischer Reflex genannt wird. Mit etwas Ruhe und Entspannung während der Entleerung können Beckenboden- und Darmmuskulatur dann gut miteinander arbeiten und das „Geschäft" erledigt sich fast von allein.

Grundsätzlich unterscheidet man zwischen geformtem und nicht geformtem Stuhl. Die Konsistenz ist abhängig vom Wassergehalt und der Passagezeit durch den Magen-Darm-Trakt. Die Stuhlfarbe hat eine eher untergeordnete Bedeutung.

Flüssiger oder breiiger Stuhl wird eher ungeformt entleert, hat meist einen hohen Wasseranteil und ist charakteristisch für einen Durchfall, die Diarrhoe. **Harter, sehr klumpiger, eher trockener und wenig gleitfähiger Stuhl** ist charakteristisch für eine Verstopfung, die Obstipation.

Ein gutes diagnostisches Hilfsmittel haben britische Wissenschaftler entwickelt: die sogenannte **Bristol-Stuhlformen-Skala.** Sie stellt vereinfacht sieben verschiedene Stuhltypen dar und ermöglicht dem behandelnden Arzt eine medizinische Beurteilung.

Bristol-Stuhlformen-Skala

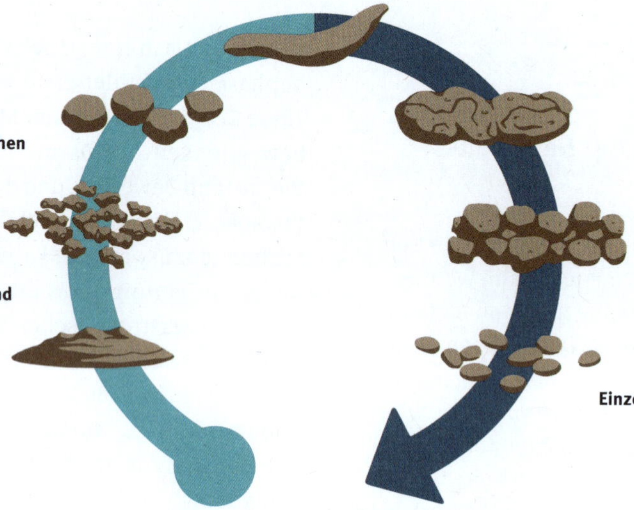

GUT ZU WISSEN

Die medizinischen Diagnosen Diarrhoe und Obstipation

Die medizinische Definition für Durchfall oder Verstopfung unterscheidet sich meist sehr deutlich von dem persönlichen Empfinden des Betroffenen. Für Ihre behandelnde Ärztin ist die Klassifikation wichtig. Nur bei sorgfältiger Zuordnung kann die Suche nach einem womöglich krank machenden Verursacher effektiv unterstützt werden.

Diarrhoe: Mehr als 3-mal pro Tag
Diarrhoe, also Durchfall, kennzeichnet das Symptom, bei dem Betroffene mehr als drei Entleerungen pro Tag aufweisen. Die Konsistenz des Stuhls ist flüssig und das Stuhlgewicht über 250 Gramm.

Obstipation: Weniger als 3-mal pro Woche
Obstipation, die Verstopfung, kennzeichnet das Symptom, bei dem Betroffene weniger als dreimal pro Woche eine Entleerung haben. Die Konsistenz der Stühle ist eher fest, hart und knotig.

Mein Wochenprotokoll der Stuhlentleerungen

Idealerweise führen Sie dieses Stuhlprotokoll für mindestens sieben Tage. Die Gewohnheiten der Stuhlentleerung werden auch durch Ihren Lebensstil mit beeinflusst. Sie werden sich an arbeitsfreien Tagen, zum Beispiel dem Wochenende, anders bewegen, zu anderen Uhrzeiten Lebensmittel essen und trinken und generell auch eine etwas andere Hormonlage zeigen. Daher ist das kontinuierliche Ausfüllen, ohne dass Sie einen oder zwei Tage überspringen, wichtig.

In Zusammenarbeit mit Ihrem Arzt bietet dieses Protokoll eine Behandlungsgrundlage. Vielleicht zeigen sich Ihnen aber auch bereits Auffälligkeiten, die im Verlauf dieses Ratgebers eindeutig einer bestimmten Ernährung zugesprochen werden können.

	MONTAG	DIENSTAG	MITTWOCH	DONNERSTAG	FREITAG	SAMSTAG	SONNTAG
Wie oft hatten Sie heute Stuhlgang? (Anzahl)							
Ihr Stuhl war heute überwiegend	☐ Fest ☐ Weich ☐ Flüssig	☐ Fest ☐ Weich ☐ Flüssig	☐ Fest ☐ Weich ☐ Flüssig	☐ Fest ☐ Weich ☐ Flüssig	☐ Fest ☐ Weich ☐ Flüssig	☐ Fest ☐ Weich ☐ Flüssig	☐ Fest ☐ Weich ☐ Flüssig
Wie oft mussten Sie sich heute beeilen, um noch rechtzeitig die Toilette zu erreichen? (Anzahl)							
War Ihre Unterwäsche und/oder Ihre Vorlage heute verschmutzt?	☐ Ja ☐ Nein	☐ Ja ☐ Nein	☐ Ja ☐ Nein	☐ Ja ☐ Nein	☐ Ja ☐ Nein	☐ Ja ☐ Nein	☐ Ja ☐ Nein
Haben Sie heute Medikamente (auch Einläufe, Zäpfchen) zur Stuhlentleerung verwendet?	☐ Ja ☐ Nein	☐ Ja ☐ Nein	☐ Ja ☐ Nein	☐ Ja ☐ Nein	☐ Ja ☐ Nein	☐ Ja ☐ Nein	☐ Ja ☐ Nein
War die Stuhlentleerung schmerzhaft?	☐ Ja ☐ Nein	☐ Ja ☐ Nein	☐ Ja ☐ Nein	☐ Ja ☐ Nein	☐ Ja ☐ Nein	☐ Ja ☐ Nein	☐ Ja ☐ Nein

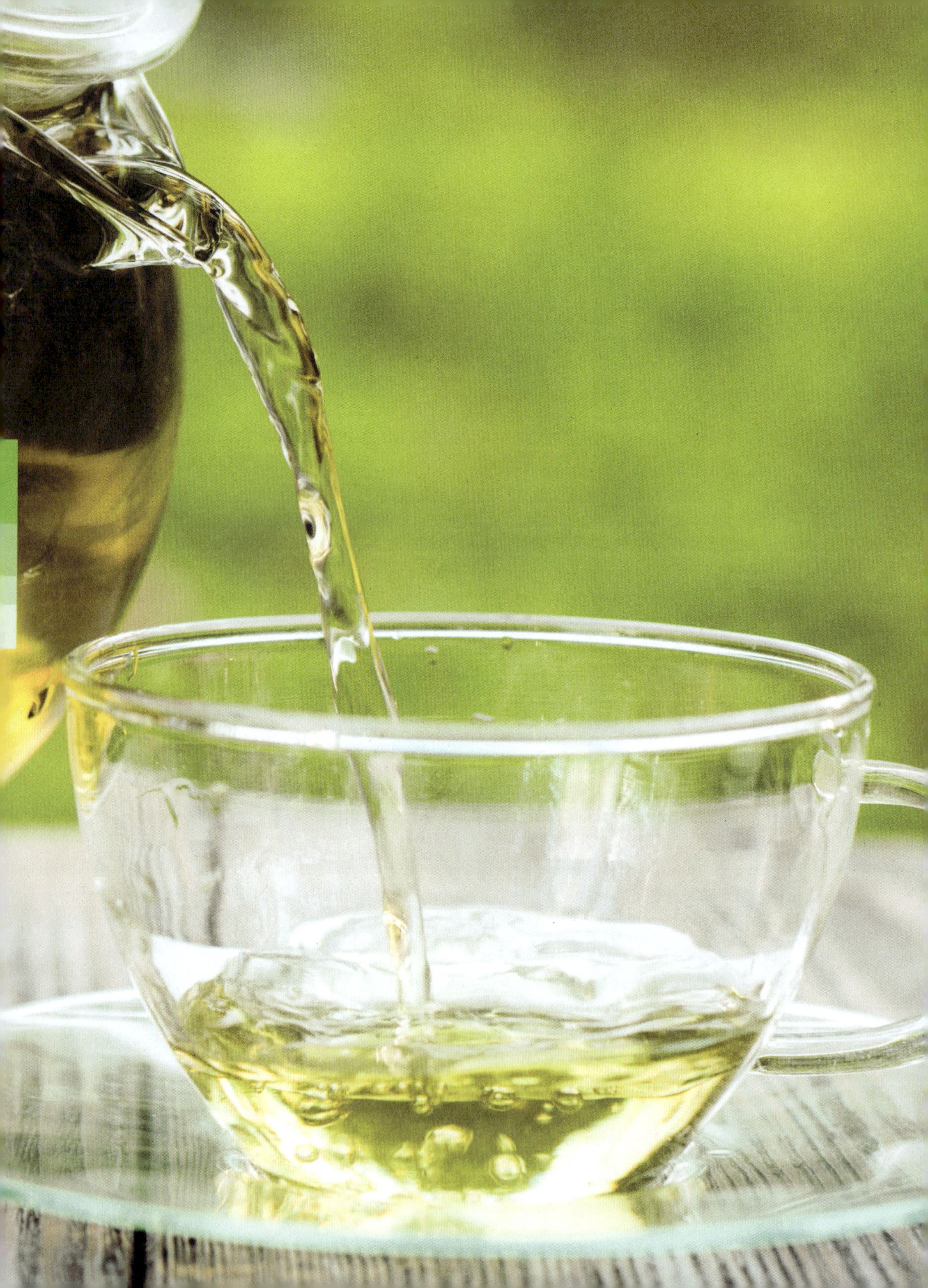

Es rumpelt und gluckert: Erste Hilfe bei Beschwerden

Der übliche Weg von Betroffenen ist steinig. Da es zu Beginn meistens nur etwas piekt und gelegentlich auch alles schnell wieder in Ordnung kommt, ist der Weg zum Arzt noch gar nicht in Sicht.

Eine erste Bestandsaufnahme

Selten sind Bauchbeschwerden, die auf Ernährungsfehler zurückzuführen sind, akut und plötzlich da. Meistens kommen Bauchbeschwerden schleichend, und ab einem bestimmten Zeitpunkt sind die Symptome einfach immer da und auch nicht mehr wegzubekommen.

Sicher haben Sie sich bereits Ernährungstipps angelesen. Und wenn die Beschwerden Sie während der Arbeitszeit mehrfach zur Toilette zwingen, haben Sie sicherlich auch mutig Ihre Erfahrungen mit engen Arbeitskollegen und Freunden getauscht. Das alles mit dem Wunsch, dass das Rumpeln und Gluckern oder auch die Schmerzen im Bauch doch endlich aufhören mögen. Wenn Sie in sich hineinhorchen, dann werden Sie auch bereits das ein oder andere Lebensmittel weggelassen oder verdächtigt haben. Meist nur mit mäßiger und kurzfristiger Besserung, aber auch nicht so erfolglos, dass Sie die gut gemeinten Ratschläge in den Wind schlagen.

Irgendwann ist der Leidensdruck durch die Beschwerden, die tagtäglich das Leben beeinflussen, dann so groß, dass der Weg zum Arzt gesucht wird.

Bei unspezifischen Bauchbeschwerden findet dieser häufig keine konkrete Ursache. Mitgegeben werden dann oft Aussagen zum Einfluss von Psyche, Stress und Überempfindlichkeit auf den Verdauungsapparat und pauschale Empfehlungen zur Veränderung der Ernährung. Meist enthalten die Rat-

Check: Stuhlentleerung

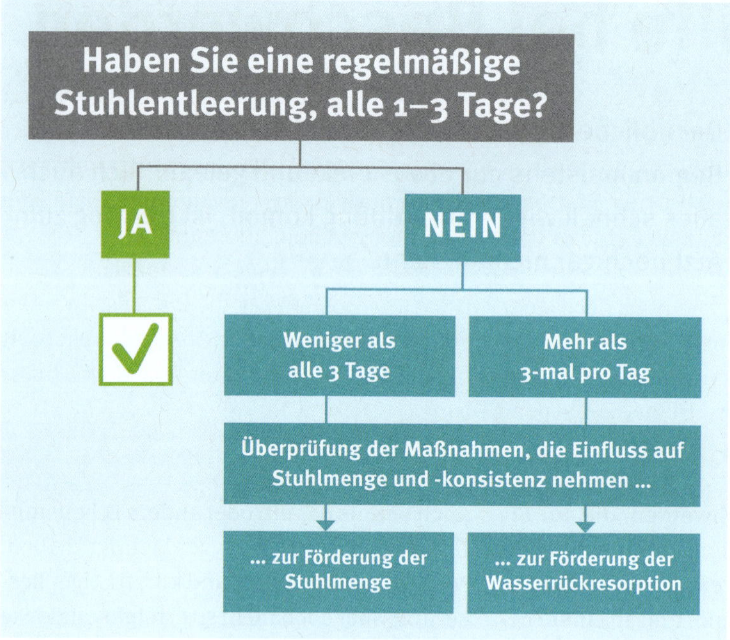

schläge auch ein Fünkchen Wahrheit, doch trotzdem lassen sich manche Dinge des Lebens eben nicht ändern ...

Wenn es gut läuft, bekommen Sie rechtzeitig und zeitnah eine Überweisung zu einem Internisten oder Gastroenterologen. Für das Gespräch mit Ihrer Ärztin und die Planung entsprechender Untersuchungen ist die Zuordnung der Symptome, deren klare Benennung und die Dauer wesentlich (siehe Bristol-Stuhlformen-Skala → Seite 46).

In der Auseinandersetzung mit Ihren Symptomen liegt ein großes Potenzial. Sie können – gerade bei beginnenden, unklaren Bauchbeschwerden – sich sehr gut selbst auf Ursachensuche begeben. Natürlich ist der Arzt die erste Anlaufstelle, wenn Sie auf krank machende Veränderungen tippen. Doch viel zu häufig passen heutzutage die gewählte Ernährung und der Lebensstil nicht mehr zusammen. Die Folgen sind eine Fülle an unspezifischen Beschwerden.

Verdauungsstörung im Oberbauch

Der Begriff **Dyspepsie** benennt eine Sammlung von indifferenten Beschwerden im Oberbauch, die Betroffene mit der Nahrungsaufnahme in Verbindung bringen. Sie reichen von einem auffälligen Druck im Oberbauch bis hin zu einem unangenehmen Völlegefühl, dass einem der Appetit vergeht. Krämpfe, die sich während oder nach dem Essen einstellen, können auftreten. Dies kann auch gepaart sein mit einem Gefühl von Übelkeit. Insgesamt beschreibt die Dyspepsie ein sehr inhomogenes, aber durchaus häufiges Beschwerdephänomen, welches Betroffene zwingt, eine Ärztin aufzusuchen. Bei über der Hälfte der Betroffenen können keine objektivierbaren, krank machenden Auslöser festgestellt werden. Als Auslöser werden Funktionsstörungen oder individuelle Einflussfaktoren angenommen – und die Patienten bleiben ratlos zurück.

Wenn ein Magen-Darm-Spezialist keine Ursache gefunden hat, die Ihre Beschwerden erklären könnte, dann ist spätestens jetzt Zeit für die Überprüfung Ihrer täglichen Ernährung (→ Seite 93).

Symptome
- Unspezifische Beschwerden unterschiedlicher Ausprägung
- Druck im Oberbauch
- Völlegefühl, Aufstoßen
- Blähungen, Krämpfe
- Übelkeit – ohne Erbrechen

Vorläufige Ernährungsempfehlungen
- Trinkmenge und Verteilung überprüfen
- Portionsgröße überprüfen
- Essgeschwindigkeit angemessen?
- Kombination der Makronährstoffe bewerten
- Mahlzeitenabstände zu kurz/zu lang?

Anregungen für einen gesünderen Lebensstil
- Ist das Zeitfenster für die Mahlzeiten ausreichend?
- Bewegungsanteil überprüfen und ggf. erhöhen
- Atmung beobachten und Atemübungen erlernen
- Stuhlgang regulieren
- Sind Entspannungsübungen hilfreich?

Sodbrennen

Zu den häufigsten Beschwerden im Magen-Darm-Trakt zählt das Sodbrennen, auch **Reflux** genannt. Circa zehn Prozent der Erwachsenen leiden täglich unter diesem Symptom. Vom bitteren Aufstoßen bis hin zu Schmerzen hinter dem Brustbein (retrosternaler Schmerz) ist alles möglich. Im Liegen oder beim Vornüberbeugen können die Schmerzen unerträglich werden. Nach Ausschluss anderer Ursachen ist zu 70 Prozent eine Reizung der Speiseröhre oder des Magenverschlusses verantwortlich für das Sodbrennen.

Viele Betroffene vermuten einen Auslöser im Essen: Sie können den Refluxschmerz durch heiße Getränke, Rotwein und Alkohol, generell durch sehr fettreiche Nahrung, Süßigkeiten, saure Lebensmittel sowie scharfe oder stark aromatische Gewürze auslösen oder verstärken.

Symptome

- Schluckbeschwerden
- Aufstoßen unterschiedlichster Intensität
- Aufstoßen insbesondere beim Bücken
- Kloßgefühl im Hals
- bitterer Geschmack im Mund
- Brennen und Schmerzen hinter dem Brustbein
- Schmerz im Liegen
- bitteres Aufstoßen

Vorläufige Ernährungsempfehlungen

- Portionsgrößen überprüfen
- Fettmengen nicht zu klein – aber auch nicht zu üppig (5–7 Mandeln sind hilfreich, eine Handvoll wäre zu viel)
- Ist der Gemüseanteil der Mahlzeiten ausreichend hoch? (Ausreichender Gemüseanteil kann Druck aus dem Unterbauch senken)
- Verzicht auf starke Reize (scharf, sauer, heiß, kalt) durch die Nahrung
- Zufuhr an Kaffee, Alkohol und Süßigkeiten überprüfen

Anregungen für einen gesünderen Lebensstil

- Letzte Mahlzeit mindestens 2–3 Stunden vor dem Schlafengehen
- Kopfteil des Bettes gegebenenfalls etwas erhöhen
- Stuhlgang regulieren
- Blähungen beseitigen (Atmung usf.)

Blähungen

Missempfindungen wie **Blähungen und Völlegefühl** sind hin und wieder normal, wobei circa 15- bis 20-mal pro Tag Luft ablassen beim „Flatus via naturalis" physiologisch ist. Wenn aber die Blähungen länger anhaltend auftreten und durch Intensität den Alltag stark belasten, ist es an der Zeit, genauer hinzuschauen. Sehr häufig werden dauerhafte Blähungen verursacht durch Störungen in der Beweglichkeit des Darms.

Der Gastransport durch den Darm kann verzögert sein oder die Luft im Bauch hat sich in den Darmschlingen festgesetzt. Auch ungenügende Resorptionsprozesse (Malabsorption und -digestion) können infolge bakterieller Fermentation zu vermehrter Gasbildung führen. Kommt ein stetiges fehlerhaftes Ernährungsmuster und eine ungeeignete Lebensmittelauswahl oder -kombination hinzu, kann dies zu zusätzlicher Gasbildung führen.

Symptome
- „Pupsen" (Abgang von Winden)
- festsitzende Luft
- luftdurchsetzte Stuhlentleerungen
- Schmerzen
- sich „aufgebläht" fühlen
- Krämpfe circa 30–50 Min. nach einer Mahlzeit

Vorläufige Ernährungsempfehlungen
- Flüssigkeitsverteilung über den Tag überprüfen
- Ist der Gemüseanteil ausreichend hoch?
- Ist der Kohlenhydratanteil in der Nahrung zu hoch?
- Wurden frische Milchprodukte, insbesondere fermentierte naturbelassene Sauermilchprodukte, in ausreichender Menge verzehrt?

Anregungen für einen gesünderen Lebensstil
- Ist der Stuhlgang regelmäßig? Gegebenenfalls optimieren
- Haben Sie ausreichend Bewegung? Gegebenenfalls erhöhen und/oder andere Sportart wählen
- Atmung und Atmungsmuster überprüfen

„Na, bei der Doppelbelastung – kein Wunder. Sie müssen auch mal an sich denken!“

Zu einem alleinerziehenden Vater

Durchfall

Durchfall, medizinisch **Diarrhoe** genannt, wird von Patienten unterschiedlich wahrgenommen. Was für den einen zu häufig, ist für den anderen noch in Ordnung – was für den einen zu dünn, ist für den anderen zu dick. Daher ist die bereits erwähnte medizinische Definition der Diarrhoe wichtig (siehe Stuhlanamnese → Seite 46).

Für eine ärztliche Untersuchung können Sie selbst bereits nach Ursachen fahnden, denn es werden verschiedene Formen der Diarrhoe unterschieden.

Pro Tag werden über 10 Liter Flüssigkeit über die Trinkmenge und die Nahrung, aber

GUT ZU WISSEN

Diarrhoe: Mehr als 3-mal pro Tag

Eine Diarrhoe oder Durchfall kennzeichnet das Symptom, bei dem Betroffene mehr als drei Entleerungen pro Tag aufweisen. Die Konsistenz des Stuhls ist flüssig und das Stuhlgewicht liegt über 250 Gramm. Akuter Durchfall sollte nicht länger als drei Wochen bestehen, hält der Zustand länger an, spricht man von einer chronischen Diarrhoe.

Symptome

- Mehr als 3-malige Entleerungen/Tag
- weicher, wässriger Stuhl
- „in die Hose machen“
- starker Stuhldrang

Vorläufige Ernährungsempfehlungen

- Elektrolytverluste ausgleichen (WHO-Lösung aus der Apotheke)
- stetiger Flüssigkeits- und Elektrolytersatz nach jeder Entleerung
- leichte Gemüsesuppen

Anregungen für einen gesünderen Lebensstil

- Ruhe und Schonen bei akuter Diarrhoe
- Verzicht auf starkes Heben, Tragen und viel Bewegung
- Entspannungsübungen

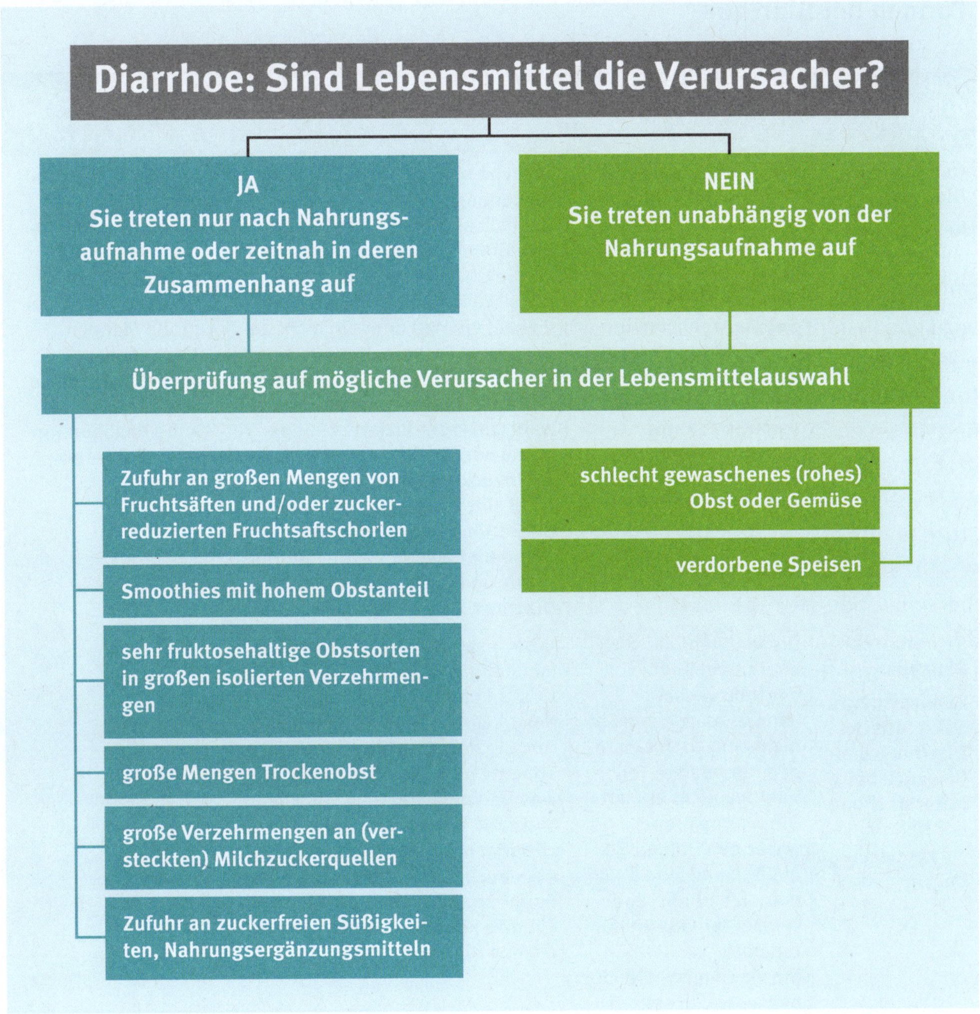

auch über Verdauungssäfte in den Gastrointestinaltrakt hineingegeben. Davon werden etwa 8,5 Liter im Dünndarm resorbiert. Im Dickdarm wird der Stuhl dann immer weiter von der Flüssigkeit befreit, sodass im Reststuhl meist nur noch eine Flüssigkeitsmenge von circa 100 Millilitern enthalten ist.

Bei solchen großen Mengen, die verarbeitet werden müssen, kann dies gelegentlich nicht einwandfrei funktionieren. Das ist kein Grund zur Sorge. Nur wenn Durchfälle länger als drei Monate kontinuierlich anhalten – der Stuhl also beständig und immer wieder weich oder flüssig bleibt, ist Anlass zur Überprüfung geboten.

Formen der Diarrhoe

FORM DER DIARRHOE	MERKMALE UND SYMPTOME	URSACHE	LEBENSMITTEL ALS MÖGLICHE VERURSACHER?
Osmotische Diarrhoe **Kennzeichen:** Osmotische Diarrhoen verschwinden bei fehlender Nahrungszufuhr.	Sie tritt auf, wenn Sie sogenannte schlecht resorbierbare Substanzen im Übermaß verzehrt haben. Dann werden diese Substanzen (zum Beispiel Fruktose oder andere Zuckeraustauschstoffe) im Dünndarm osmotisch aktiv. Sie führen zu einem Flüssigkeitseinstrom in das Lumen.	Ursache sind gestörte intestinale Verdauungsfunktionen. Deshalb sollten Sie zuallererst Ihre Grundernährung überprüfen: Ist die Ursache eine „nicht sinnvolle" Lebensmittelauswahl (zu viel auf einmal) oder ein nicht angepasstes Essverhalten (Portionsgrößen/Makronährstoffe) oder eine fehlerhafte Lebensmittelauswahl (zuckerreduzierte Lebensmittel oder Zufuhr von zu vielen Milchzuckerquellen)? Liegt eine Krankheit vor, welche die Zottenfunktion und Architektur beeinflusst, kann die internistische und gastroenterologische Diagnostik eine Ursache finden.	• Fruchtsaft in großen Mengen • Smoothies mit hohem Obstanteil • zu viele Pflaumen, Apfelmus • große Mengen Trockenobst • zuckerfreie Süßwaren, Schokolade, süße Knabbereien oder Süßwaren
Sekretorische Diarrhoen **Kennzeichen:** Sekretorische Diarrhoen bleiben auch bei Unterbrechung der Nahrungszufuhr bestehen.	Diese Durchfälle sind eher unabhängig von der Nahrungsaufnahme: Auch wenn Sie nichts essen, bleibt Ihnen der häufige Toilettengang nicht erspart. Die weichen, eher wässrigen Durchfälle bleiben und sind durch hohe Elektrolyt- und Wasserverluste charakterisiert. Sie sind meist zeitlich begrenzt und selten Verursacher einer chronischen Diarrhoe.	Ursache bei solchen Durchfällen ist häufig ein Infekt. Ursächlich sind meist verschiedene Keime, die Stoffe produzieren, die den Körper zwingen bestimmte Ionenkanäle zu öffnen, was zu einem Einstrom von Flüssigkeit in das Lumen und damit zu wässrigen Stühlen führt. Aber auch chronisch entzündliche Darmerkrankungen oder eine Zöliakie können zu einer sekretorischen Diarrhoe führen.	
Motilitätsbedingte Diarrhoe **Kennzeichen:** Motilitätsbedingte Diarrhoen sind uneinheitlich in der Ausprägung	Die Symptome unterliegen eher dem Zufall und lassen sich weder einem Lebensmittel, noch einem Essverhalten zuordnen.	Hier ist der Verursacher eher in der Reizweiterleitung Ihres Darms zu suchen.	Keine klaren Zusammenhänge zum Verzehr bestimmter Lebensmittel – es sei denn, auch Ihr Essverhalten und Ihre Lebensmittelauswahl sind sehr unstet

Verstopfung

Mit einer Krankheitshäufigkeit von 15 Prozent zählen die chronischen Obstipationsbeschwerden, landläufig „Verstopfung" genannt, zu den häufigsten gastrointestinalen Gesundheitsstörungen in Deutschland.

Auch hier ist es hilfreich, Ihre Ernährungsgewohnheiten unter die Lupe zu nehmen. Doch Vorsicht! Aus den vielen Studien in diesem Bereich wissen wir, dass Menschen mit Verstopfung NICHT mehr trinken müssen als Menschen ohne Verdauungsprobleme – und auch die verzehrte Ballaststoffmenge muss nicht höher, – sondern anders zusammengesetzt sein! (siehe Ballaststoffe → Seite 107).

Es geht bei einer Verstopfung meist **nicht** um **ein** Lebensmittel oder **eine** Substanzgruppe (Flüssigkeit oder Ballaststoffe). Nachweislich ist es die Kombination von verschiedenen, die Verdauung beeinflussenden Faktoren, die es dem Darm schwer machen, den Speisebrei vorwärts zu schieben und in einer angemessenen Konsistenz auszuscheiden.

Symptome
- Weniger als 3-malige Entleerungen/Woche
- harte und knotige Stühle
- Gefühl der unvollständigen Stuhlentleerung

Vorläufige Ernährungsempfehlungen
- Ist der Gemüseanteil ausreichend hoch?
- Trinkbilanz überprüfen (gleichmäßig verteilt?)
- Sinnvolle Ballaststoffqualitäten wählen (lösliche › unlösliche)
- Ist der Ballaststoffanteil zu hoch oder zu niedrig?

Anregungen für einen gesünderen Lebensstil
- Positionsveränderungen beim Stuhlgang (Hocker)
- Bewegungsanteil erhöhen
- Sich Zeit für den Toilettengang nehmen
- Stuhlentleerungsreiz wahrnehmen, nicht „wegdrücken"

GUT ZU WISSEN

Obstipation: Weniger als 3-mal pro Woche

Eine Obstipation oder Verstopfung ist dadurch gekennzeichnet, dass die betroffene Person weniger als dreimal pro Woche eine Stuhlentleerung hat. Die Konsistenz der Stühle ist eher fest, hart und knotig.

„Na bei den ganzen Abendterminen, kein Wunder! – Auch Ihr Körper benötigt Entspannung!“

Zu einer selbstständigen Versicherungskauffrau

Check: Obstipation – Ursachenforschung in eigener Sache

Sportcheck

SPORT	PUNKTE
mindestens 3 x pro Woche jeweils ~ 60 Minuten oder mehr	0
2 x pro Woche Jeweils ~ 60 Minuten	10
2 bis 3 x pro Woche jeweils 30, aber weniger als 60 Minuten	15
Circa 1 x pro Woche ~ 30–60 Minuten	25
Ich mache keinen Sport	50
Ihre Endsumme SPORT	

Tragen Sie Ihre Endsumme **SPORT** in die Abschlussbewertung „Ihr Ergebnis“ (→ Seite 62) ein.

Bewegungscheck

BEWEGUNG Durchschnittliche Schritte pro Tag	PUNKTE
15.000 Schritte pro Tag	0
10.000 Schritte pro Tag	10
3.000 Schritte pro Tag	15
1.000 Schritte pro Tag	25
Ihre Endsumme BEWEGUNG	

Tragen Sie Ihre Endsumme **BEWEGUNG** in die Abschlussbewertung „Ihr Ergebnis“ (→ Seite 62) ein.

Ernährungscheck

ERNÄHRUNGSVERHALTEN		MENGENANGABEN	PUNKTE
Flüssigkeit (incl. Kaffee bis 400 ml, Milch zählt nicht mit)	Ich trinke	> 2,5 l/Tag	5
		1,5–2,4 l/Tag bei viel Sport	0
		1,0–1,5 l/Tag	0
		< 1,0 l/Tag	10
		< 800 ml/Tag	15
Ballaststoffe (eher löslich → Seite 110 ff.)	Ich esse Gemüse und Rohkost (Blattsalate zählen nicht mit)	weniger als 3 Portionen/Woche	20
		3–5 x pro Woche	10
		1 x am Tag verlässlich	5
		2 x am Tag verlässlich	0
Mahlzeitenplanung/Rhythmus	Ich esse	regelmäßig	0
		eher unregelmäßig	15
Portionsgrößen	Meine Portionen sind	angemessen	0
		manchmal zu groß	10
		manchmal zu klein	15
Ihre Endsumme ERNÄHRUNGSVERHALTEN			

Tragen Sie Ihre Endsumme **ERNÄHRUNGSCHECK** in die Abschlussbewertung „Ihr Ergebnis“ (→ Seite 62) ein.

Check der Lebensmittelauswahl

LEBENSMITTELAUSWAHL		IHRE AUSWAHL	PUNKTE
Getränke	Ich trinke ...	gleichmäßig über den Tag verteilt	0
		eher auch mal unregelmäßig	5
		häufig unregelmäßig	10
		immer unregelmäßig	15
Gemüse	Meine Portionsgröße ist ...	› 400 g/Tag	0
		› 300 g/Tag	10
		‹ 200 g/Tag	15
		eher weniger	20
Gluten	Ich esse ...	glutenhaltig	5
		immer und stets glutenfrei	15
Vollkorn als Brotzutat	Ich wähle bei Brot ...	immer Vollkornvarianten	5
		ab und zu Vollkornvarianten	5
		selten Vollkornvarianten	15
		Ich mag kein Vollkornbrot	20
Vollkorn als Beilage (Vollkornnudeln, Vollkornreis)	Ich wähle und mag ...	stets Vollkornvarianten (wenn verfügbar)	0
	Ich wähle ...	ab und zu Vollkornvarianten	5
	Ich mag es nicht und ...	wähle es selten	15

→ **Check der Lebensmittelauswahl (Fortsetzung)**

LEBENSMITTELAUSWAHL		IHRE AUSWAHL	PUNKTE
Milchsaure Produkte	Ich esse stichfesten Naturjoghurt (1,5 oder 3,5 Prozent)	täglich	0
		alle 2–3 Tage	5
		mindestens 1 x in der Woche	10
		nie	20
	Ich esse Naturquark (mager, 20 Prozent oder 40 Prozent)	täglich	0
		alle 2–3 Tage	5
		mindestens 1 x in der Woche	10
		nie	20
	Buttermilch, Kefir, Ayran	regelmäßig in der Woche	0
		ab und zu (mindestens 1 x pro Woche)	0
		nie	10
Ihre Endsumme LEBENSMITTELAUSWAHL			

Tragen Sie Ihre Endsumme **LEBENSMITTELAUSWAHL** in die Abschlussbewertung „Ihr Ergebnis“ (→ Seite 62) ein.

Ihr Ergebnis ist ein Zusammenspiel aus Ihrem Lebensstil und Ihrem Ernährungsverhalten.

Ihr Ergebnis

Addieren Sie die Punkte in den einzelnen Handlungsbereichen.
Hohe Punktzahl = hoher Handlungsbedarf im jeweiligen Handlungsfeld

Sport	
Bewegung	
SUMME SPORT + BEWEGUNG	
Ernährungsverhalten	
Lebensmittelauswahl	
SUMME ERNÄHRUNG	
IHR GESAMTERGEBNIS	

AUSWERTUNG	BEWERTUNG	HANDLUNGSIDEEN
0–100 Punkte **wenig Handlungsbedarf**	**Hervorragend!** Ihr Lebensstil, Ihr Essmuster und Ihre Lebensmittelauswahl unterstützen eine gesunde Verdauung.	Alle deutlich die Verdauung beeinflussenden Kriterien sind bei Ihnen im grünen Bereich.
101–175 Punkte **Ihr Punkteergebnis lässt Fragen aufkommen**	**OK!** Ihr Lebensstil, Ihr Essmuster und Ihre Lebensmittelauswahl sind von der Tendenz her gut.	Hier und da können Sie Ihre Verdauung aber noch unterstützen. Die die Verdauung beeinflussenden Kriterien, an denen Sie Veränderung vornehmen können, sehen Sie an der hohen Einzelpunktzahl. Um hier Verbesserungen zu erreichen, lesen Sie im Kapitel Makronährstoffe aus der Darmperspektive → Seite 93.
› 175 Punkte **Ihr Punkteergebnis zwingt zum Handeln**	**Das kann besser werden!** Ihr Lebensstil und Ihr Essmuster und Ihre Lebensmittelauswahl machen es Ihrer Verdauung schwer!	Am besten Sie nehmen sich die Checks zur Bestandsaufnahme noch einmal vor. Und danach versuchen Sie die Zieloptimierungen im Lebensmittelteil zu bearbeiten. Hilfestellung – auch unter Kostenbeteiligung Ihrer Krankenkasse erfahren Sie hier: siehe Adressen → Seite 197.

Bauchschmerz

Bauchschmerz an sich ist ein häufiges, akut auftretendes Symptom im Magen-Darm-Trakt, aber ohne weiteres Erfragen und eine medizinische Diagnostik ist dieses Symptom wenig hilfreich für eine zielführende Ursachenklärung. Das hat viele Gründe: Das Schmerzempfinden der Menschen ist ganz unterschiedlich – und auch die Schmerzdauer und -intensität wird sehr individuell wahrgenommen.

Hinter dem Symptom Bauchschmerz verstecken sich viele Facetten. Das Erfragen der Schmerzintensität, der Dauer, die Lokalisation und die mögliche Ausstrahlung der Schmerzen in andere Bereiche ist wesentlich für die weitere ärztliche Diagnose.

Allein aufgrund von „nur" Bauchschmerzen Rückschlüsse auf verursachende Lebensmittel zu ziehen und eine sinnvolle Einschränkung in der Lebensmittelauswahl zu tätigen, gelingt auch Experten langfristig nicht.

Übelkeit und Erbrechen

Übelkeit ist keine eigenständige Krankheit. Sie tritt meist mit anderen Begleitsymptomen auf. Kommt sie nur gelegentlich vor, ist sie in der Regel harmlos. Häufig ist ein Infekt im Magen-Darm-Trakt die Ursache. Hält die Übelkeit über einen längeren Zeitraum (länger als drei Monate) an, sollte sie ärztlich abgeklärt werden. Insbesondere dann, wenn sich Erbrechen und Fieber dazugesellen.

Das alleinige Erbrechen – ohne begleitende Symptome – ist selten. Und ebenso wie Bauchschmerzen kann es vielfältige Ursachen haben. Spätestens bei diesem Symptom ist es mit einer Selbstdiagnose und nur mit einer Suche nach Ernährungsfehlern nicht getan. Denn die Regulation des Erbrechens wird durch vielfältige Botenstoffe im Gehirn ausgelöst. Und die wiederum sind von vielen Faktoren abhängig. Die wenigsten davon sind über Ernährung beeinflussbar und zu triggern.

Daher sind für die weitere Diagnose bei wiederholt auftretendem Erbrechen Begleitsymptome wichtig. War ein Drehschwindel dabei, gab es Abdominalbeschwerden oder Stuhlunregelmäßigkeiten? Wurden Medikamente eingenommen oder gab es Begleitumstände, die wichtig für die Diagnostik sind?

Neben der Therapie der möglicherweise zugrunde liegenden Erkrankung steht vor allem die Symptomerleichterung. Für eine Therapie wird auf Medikamente zurückgegriffen, die spezifische Rezeptoren beeinflussen. Und Sie lesen es bereits: Bei wiederholt auftretendem Erbrechen ist auf jeden Fall der Gang zum Arzt dringend angeraten!

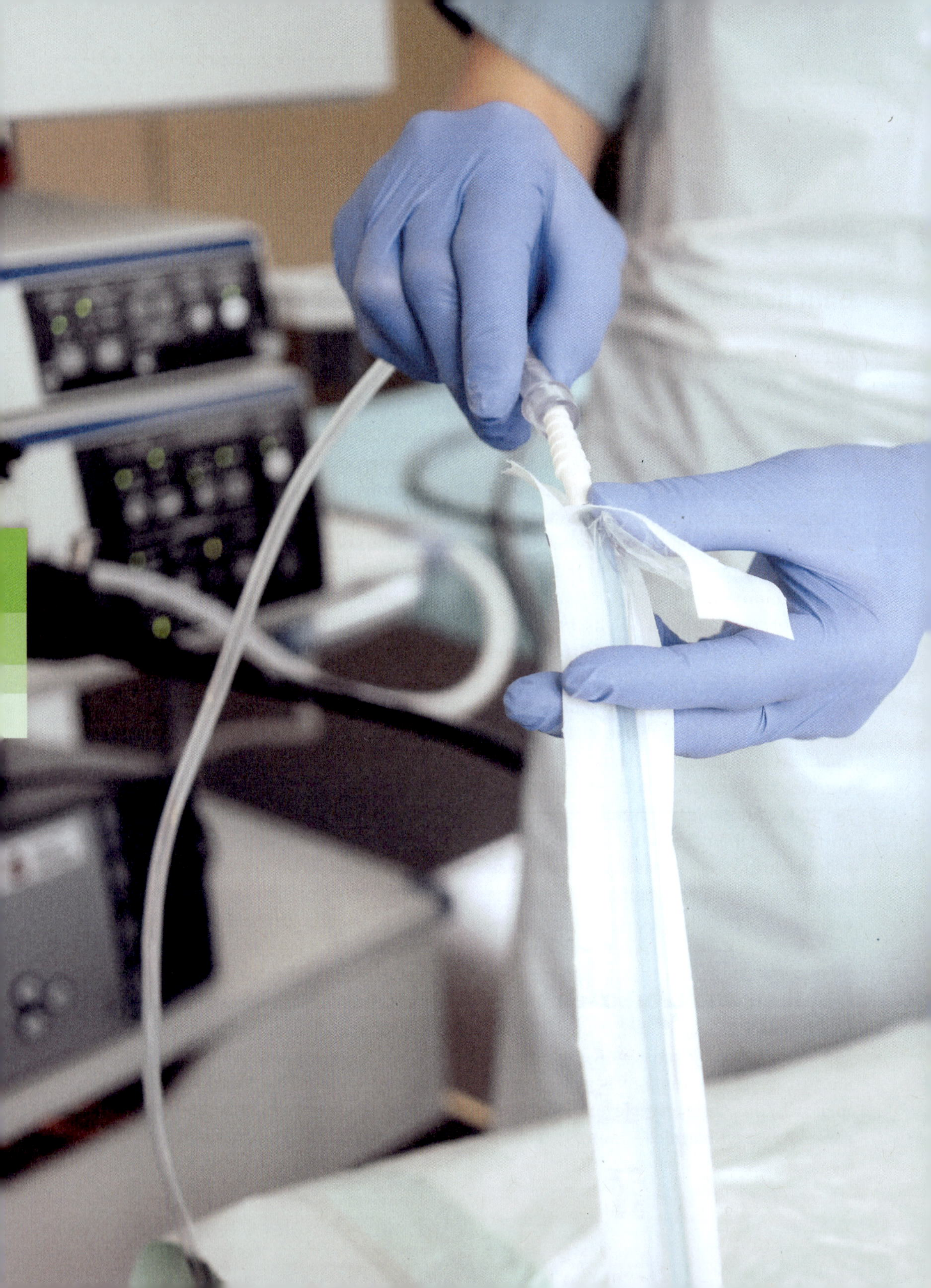

Eine ärztliche Untersuchung muss her!

Dieses Buch möchte Ihnen den Einfluss der Ernährung auf Ihre Verdauungsprozesse aufzeigen. Das geht aber nur, wenn grundlegende Erkrankungen ausgeschlossen sind, und **auf keinen Fall durch Selbstdiagnosen.**

Bevor Sie auf eigene Faust Lebensmittel weglassen, sollte – neben der Überprüfung Ihres Ernährungsverhaltens – auch der Ausschluss von möglicherweise krank machenden Ursachen erfolgen. Vor allem, weil es bestimmte Krankheiten und Symptome gibt, die nur dann herausgearbeitet werden können, wenn die Betroffenen verursachende Lebensmittel auch verzehren. Daher finden Sie im Folgenden eine kurze Aufstellung zu Auffälligkeiten, die durch eine Fachärztin abgeklärt werden sollten.

Unverträglichkeiten, Allergien, pseudoallergische und auch psychosomatische Reaktionen sind heute an der Tagesordnung in der täglichen Beratungspraxis – auch bei Ärzten. Die korrekte Verwendung von Begrifflichkeiten ist wichtig, vor allem um Ihnen eine gute Kommunikation mit Ihrem Arzt oder Ihrer Therapeutin zu ermöglichen.

Aber das Wichtigste ist, dass nur bei einer sorgfältig erarbeiteten Diagnose auch eine zielgerichtete Therapie greifen kann. In den allermeisten Fällen sind diese heilenden Maßnahmen eben gerade nicht nur durch eine Ernährungsumstellung zu erzielen! Und daher verlängern Selbstdiagnosen meist den Leidensweg von Betroffenen. Mögliche Ursachen für mengenunabhängige, mengenabhängige oder allein durch die Ernährung verursachte Unverträglichkeiten finden Sie im Schaubild → Seite 66.

Allergie

Grundsätzlich ist eine Allergie eine Reaktion Ihres Immunsystems auf einen eigentlich harmlosen Stoff aus der Umwelt. Durch eine Fehlleitung wird dieser harmlose Stoff (zum

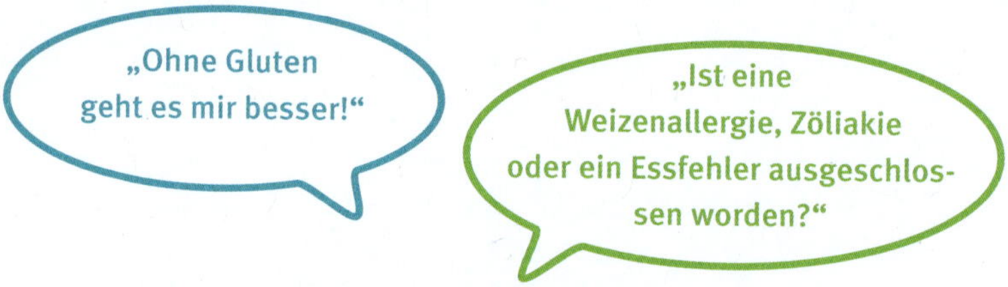

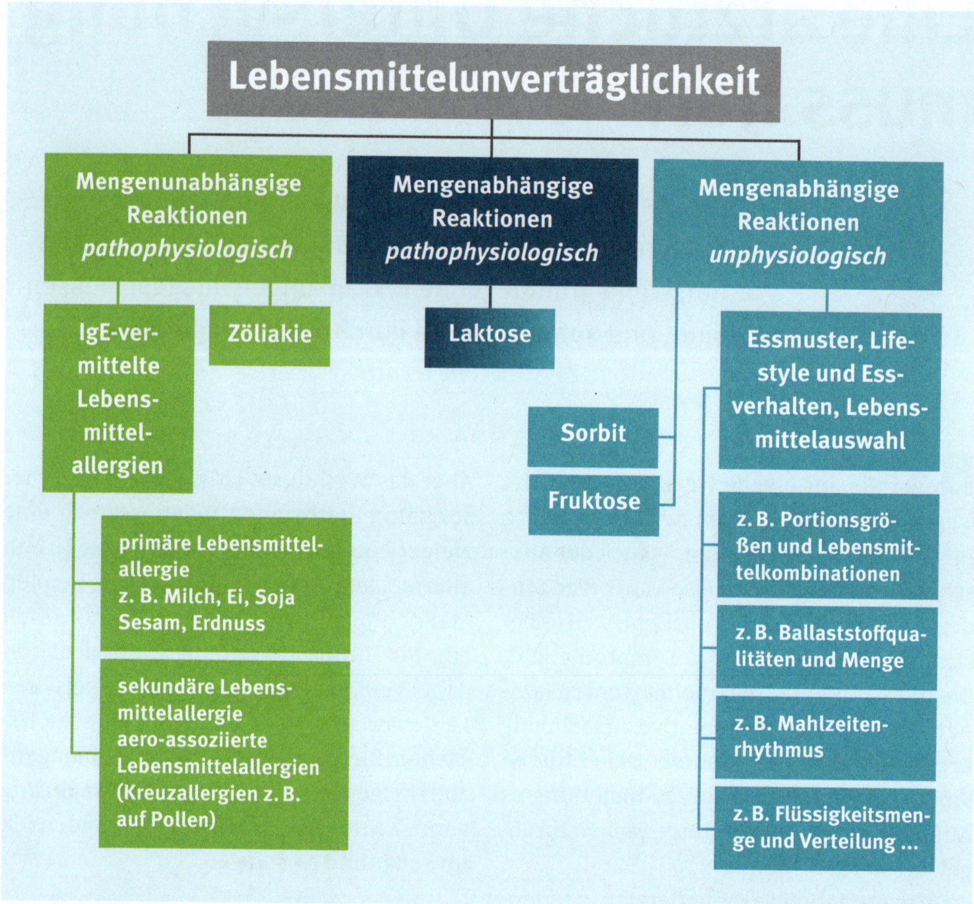

Beispiel Milch oder ein frischer Apfel) von einer allergisch reagierenden Person als Gefahr erkannt. Jedes Mal, auch wenn sie nur Kleinstmengen verzehrt, kommt es zu einer Reaktion. Denn das ist das Merkmal einer Lebensmittelallergie: Sie ist weitestgehend mengenunabhängig und stets reproduzierbar. Die auszulösenden Reaktionen zeigen sich an den Grenzflächen ihres Körpers. Betroffene verspüren einen Niesreiz, und die

Steckbrief Allergie

Mögliche Auslöser und Symptome

Verdächtiges Lebensmittel

z.B.
- → Milch
- → Ei
- → Weizen
- → Fisch
- → Erdnuss

z.B.
- → Haselnuss
- → grüne Kiwi
- → frisches Stein- und Kernobst

Symptome nach Lebensmittelverzehr

- → Atopische Dermatitis
- → Atemnot
- → Erbrechen
- → Durchfall
- → Hautjucken
- → Heiserkeit
- → Husten
- → Giemen
- → Jucken im Gehörgang
- → juckende Augen
- → Kratzen im Hals
- → Kratzen im Hals nur in bestimmten Situationen
- → laufende Nase
- → Luftnot
- → Phasen der Atem-Enge
- → Neurodermitis
- → Niesen
- → Räuspern

Bei Verdacht auf eine IgE*-vermittelte Nahrungsmittelallergie

- → Anamnese
- → Ernährungs- und Symptomprotokoll
- → Hauttest
- → Labor
- → Karenz und Provokation

* Immunglobulin-E

„Ohne Laktose geht es mir besser!"

„Ist eine Laktoseunverträglichkeit, Entzündung im Darm mit einer Zottenbeteiligung oder ein Ernährungsfehlverhalten ausgeschlossen worden?"

Augen werden rot und jucken, dies wird auch **Rhinokonjunktivitis** genannt. Im Mund verspüren sie ein Kratzen bis hin zu einem Fremdkörpergefühl, fachsprachlich **„orales Allergiesyndrom mit Globusgefühl"**. Solche Reaktionen sind besonders häufig nach Verzehr von sogenannten kreuzallergenen Strukturen in Lebensmitteln, die im Windschatten des ersten Verursachers, zum Beispiel der Birkenpollen, auftreten. **Erbrechen und Durchfall** sind Reaktionen, die sich vornehmlich auf sogenannte stabile Speicherproteine zeigen. In Lebensmitteln sind dies vorwiegend Strukturen in Milch, Ei oder Fisch. Nicht sofort bemerken Sie als betroffene Person das Asthma, bei dem die Schleimhäute der luftführenden Wege sich entzündlich zeigen. Erst wenn Husten und Giemen und das Gefühl von Atemnot eine sehr heftige Reaktion in den Atemwegen und der Lunge anzeigen, wird es von Ihnen wahrgenommen. Das Asthma ist eine häufige Reaktion für Menschen mit einer Allergie auf sogenannte Aeroallergene (Inhalationsallergene) wie der Birke. Dahingegen sind Reaktionen der Haut, die **atopische Dermatitis (Neurodermitis)**, von außen – auch für Nichtbetroffene – sichtbar. Sie ist allerdings – entgegen der landläufigen Darstellung in vielen Medien – zu einem Großteil nicht durch eine Allergie verursacht.

Die Diagnostik von solchen sogenannten IgE-vermittelten Nahrungsmittelallergien ist selbst für spezialisierte Ärzte schwierig. Es bedarf verschiedener diagnostischer Werkzeuge, um den Verursachern auf die Spur zu kommen.

Immer notwendig sind Anamnese, Hauttest und der Nachweis von spezifischen Antikörpern im Blut. Aber das Hauptproblem

GUT ZU WISSEN

Keine Empfehlung für IgG(4)-Tests mit Nahrungsmitteln

Bei Verdacht auf eine Nahrungsmittelallergie werden teilweise Testungen angeboten, die auf dem Nachweis sogenannten Immunglobuline (Ig) G/G4 im Blut beruhen. Vom Einsatz der IgG/IgG4-Bestimmungen mit Nahrungsmitteln bei Verdacht auf Nahrungsmittelallergie oder -unverträglichkeit raten auch europäische Fachverbände ab. Die mangelnde diagnostische Spezifität bedingt viele positive Befunde bei Gesunden. Diese Tests zeigen lediglich, dass das Individuum wiederholten Kontakt gehabt hat und stellt eine physiologische Reaktion des Immunsystems auf ein Fremdprotein dar.

„Ohne Fruktose geht es mir besser!“

„Ist das Essverhalten und die Lebensmittelkombination in den Mahlzeiten überprüft worden?“

ist, dass es für Betroffene nicht **den** Ansprechpartner und **die** Untersuchungsmethode zur Identifikation des Auslösers gibt. Der Hals-Nasen-Ohren-Arzt wird gegebenenfalls die Lungenbeschwerden übersehen, wohingegen die Lungenfachärztin weniger auf mögliche Hautbeschwerden schauen wird. Andererseits hat ein Hautarzt nicht die Ressourcen, um neben der aufwendig zu therapierenden atopischen Dermatitis auch noch nach möglichen Beschwerden der Schleimhäute in Nase oder Lunge zu fahnden. Und daher sind Betroffene manchmal gezwungen, verschiedene Fachärzte aufzusuchen. Dazu sollten Sie als Patient gut in sich hineinhorchen und Ihre Beschwerden genau orten. Je nach Schweregrad der Beschwerden wählen Sie dann „Ihre“ Fachärztin aus:

Welche allergischen Beschwerden – welche Facharztrichtung?

DOMINIERENDES SYMPTOM	FACHARZTRICHTUNG	BEMERKUNG
Rote Augen, juckende Augen	Hausarzt	Bei einer allergischen Reaktion auf Nahrungsmittel sind rote Augen selten ein alleiniges Symptom. Ihr Hausarzt wird durch Fragen nach weiteren Symptomen die korrekte Facharztrichtung festlegen.
Laufende Nase, gehäuftes Niesen Heiserkeit in bestimmten Situationen	Allergologisch tätige HNO (Hals-Nasen-Ohrenärztin)	Der Allergologe wird Sie nach jahreszeitlichen veränderlichen Beschwerden fragen.
Häufige Nasennebenhöhlenentzündungen, dauerhaft „verstopfte“ Nase, phasenweise schlechtes Hören, Jucken im Gehörgang	Allergologisch tätiger HNO (Hals-Nasen-Ohrenarzt)	Sind die Beschwerden im Frühjahr oder Frühsommer ausgeprägter?
Husten, Giemen, Räuspern, Kratzen im Hals in bestimmten Situationen, Phasen der Atem-Enge, Luftnot, belegte Stimme mit Husten	Allergologisch tätige Pneumologin (Lungenfachärztin)	Rauchen hat einen negativen Einfluss auf diese Beschwerden.
Hautjucken Atopische Dermatitis (Neurodermitis)	Allergologisch tätiger Dermatologe (Hautarzt)	Konsequente Hautpflege verbessert eine zu Trockenheit neigende Haut.

Wichtig ist, dass konkret identifiziert wird, was eine IgE-vermittelte Lebensmittelallergie verursacht hat. Nur allein der Nachweis auf der Haut (Prick-Test) oder im Blut darf nicht zu einem Weglassen führen. Viele Allergene haben nämlich ähnliche Strukturen – und dadurch können manchmal Haut- und Bluttestungen Auffälligkeiten zeigen, obwohl das Lebensmittel vertragen wird. Daher wird eine kundige Allergologin mit einer allergologischen Ernährungsfachkraft zusammenarbeiten und Sie nicht mit pauschalen Verboten abspeisen. Denn – werden verträgliche Lebensmittel gemieden und wird die Vielfalt der Lebensmittelauswahl unnötig eingeschränkt, würde Ihr Körper seine Immunkompetenz, seinen Trainingseffekt verlieren und zunehmend stärker allergisch reagieren. Ziel jeder Therapie einer IgE-vermittelten Lebensmittelallergie ist heutzutage die sogenannte **Toleranzinduktion,** also das Wiederherstellen des Gleichgewichts von Zellreaktionen, ohne dass gegen harmlose Stoffe „Krieg geführt wird". Das geht nicht über Pauschalverbote, sondern nur mit individualisierten Empfehlungen. Adressen von Fachleuten finden Sie beim Deutschen Allergie- und Asthmabund (DAAB) → Seite 197.

GUT ZU WISSEN

Pseudoallergie = nicht allergische Hypersensitivität

Die **nicht allergische Hypersensitivität** benennt sogenannte pseudoallergische Reaktionen, die einer IgE-vermittelten allergischen Reaktion in ihrer klinischen Symptomatik ähneln, aber ohne Beteiligung des Immunsystems (ohne spezifische Sensibilisierung) ausgelöst werden. Die Symptome sind vielfältig: Urtikaria, Angioödem, Rhinitis, bronchiale Obstruktion, gastrointestinale Symptome und Kreislaufreaktionen. Der größte Unterschied zu anderen Hypersensitivitäten ist die dosisabhängige Auslösung. Zudem können pseudoallergische Reaktionen schon bei Erstkontakt mit einer auslösenden Substanz auftreten und sind auch auf chemisch nicht verwandte Stoffe möglich.

Chronisch entzündliche Darmerkrankungen (CED)

Unter den chronisch entzündlichen Darmerkrankungen (CED) sind **Morbus Crohn** und **Colitis ulcerosa** die häufigsten Erkrankungen. Bei beiden Krankheiten können phasenweise auch Unverträglichkeiten auf Lebensmittel auftreten. Da keine spezifischen Lebensmittel diese Krankheiten auslösen oder

Steckbrief Chronisch entzündliche Darmerkrankungen (CED)

Mögliche Auslöser und Symptome

Verdächtiges Lebensmittel

- „western diet“: viel rotes Fleisch, viel Fett und hoch verarbeitete Lebensmittel

aber auch:

- Lebensmittel mit hohem Ballaststoffgehalt
- Vollkorn
- Tomaten
- ganze Körner
- Scharfes
- stark Gebratenes
- Gewürze

Symptome nach Lebensmittelverzehr

- häufige, dringende Stuhlgänge
- Druckgefühl
- Übelkeit
- Schmerzen
- Krämpfe
- Durchfall
- dünne, wässrige Stuhlentleerungen („Bleistiftstuhl“)
- Schleimbeimengungen
- blutige Stühle

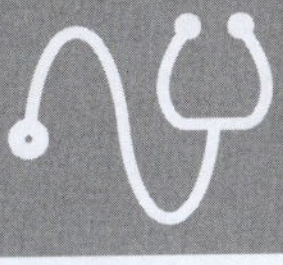

Bei Verdacht auf eine CED

- Anamnese
- Labor
- Magen- und Darmspiegelung
- MRT
- Calprotectin

heilen, steht immer die korrekte Diagnostik vor einer Selbstdiagnose oder irgendwelchen eigenständigen diätetischen Einschränkungen. Unbehandelt wird sich die Komplikationsrate im Krankheitsverlauf erhöhen.

Morbus Crohn ist eine, sich in Schüben manifestierende, chronisch entzündliche Erkrankung. Sie zeigt sich in Entzündungsnestern, die unterschiedlichste Darmabschnitte im gesamten Gastrointestinaltrakt vom Mund bis zum Po befallen. Die genaue Krankheitsursache ist bis heute unklar. Neben einer erblichen Veranlagung ist es wahrscheinlich, dass Umwelteinflüsse, auch bestimmte Ernährungsformen eine Rolle spielen. Auch das Rauchen nimmt Einfluss.

Bei der **Colitis ulcerosa** beschränkt sich die Entzündung in der Regel auf den Dickdarm. Auch diese Krankheit verläuft in akuten Schüben. Die Betroffenen haben beschwerdefreie Zeiten, in denen sie alle Lebensmittel gut vertragen. Je nach Schubstärke können dann auch deutliche Symptome mit Schmerzen und häufigen, eher weichen Stühlen auftreten, die meist in blutige Stühle übergehen. Auslösende Lebensmittel können eher nicht identifiziert werden.

Bei beiden Erkrankungen können Begleiterscheinungen wie Entzündungen der Augen, der Haut, der Leber oder der Gelenke auftreten. **Für die Diagnose einer CED benötigt es immer eine Gastroenterologin, die auch auf Dauer Ansprechpartnerin beim Umgang mit dieser Krankheit bleiben sollte.**

Mit den richtigen Medikamenten und der richtigen Lebensweise, zu der auch eine den Schüben angepasste Ernährung gehört, lässt sich die Erkrankung zwar nicht heilen, aber die Symptome lassen sich gut eindämmen.

Normale Zottenarchitektur und Veränderungen bei CED

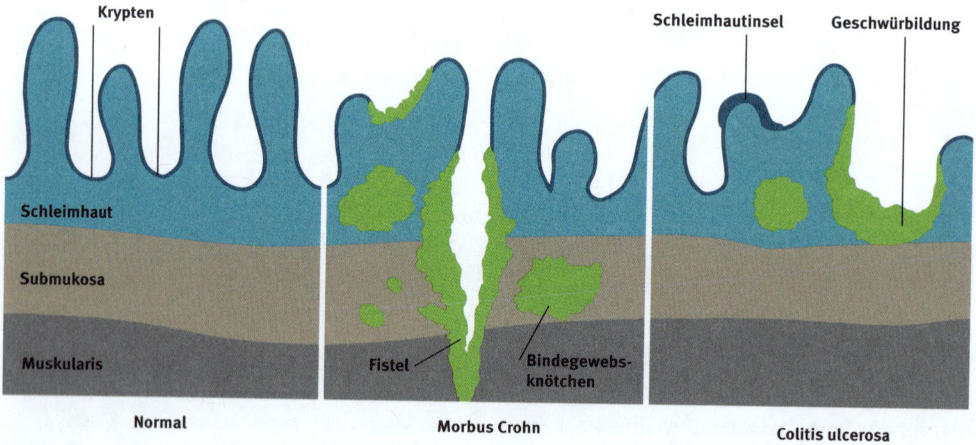

Divertikulitis

Divertikel sind Dickdarmausstülpungen, bevorzugt in dem absteigenden Ast des Colons, dem Colon descendens, sie treten ab dem 50. Lebensjahr vermehrt auf. Das Vorkommen von Divertikeln an sich ist ohne Krankheitswert. Bei immer mal wieder vorkommenden auffälligen Stuhlkonsistenzen steigt die Gefahr der Divertikelbildung (siehe Diarrhoe → Seite 54; Obstipation → Seite 57; Blähungen → Seite 53). Erst unter ungünstigen Bedingungen, wenn zum Beispiel Rauchen und Übergewicht zusammenkommen, insbesondere bei mangelnder Bewegung und einem fehlenden Gemüse- und Vollkornverzehr

Steckbrief Divertikulitis
Mögliche Auslöser und Symptome

Verdächtiges Lebensmittel
- → eher unklar, kein direkter Lebensmittelzusammenhang erkennbar
- → Besserung bei Nahrungsverzicht
- → „gefühlte“ Besserung nach individueller Ernährungsumstellung

Symptome nach Lebensmittelverzehr
- → unregelmäßige Stuhlentleerungen
- → tendenziell eher harte Stühle
- → phasenweises Druck- und Spannungsgefühl im linken Unterbauch
- → Übelkeit
- → Schmerzen
- → Krämpfe (Fieber)

Bei Verdacht auf eine Divertikulitis
- → Anamnese
- → Labor
- → Magen- und Darmspiegelung

GUT ZU WISSEN

Gegen Divertikel ist „kein Kraut gewachsen"

Sie sind altersabhängig eine normale Erscheinung, die während der Darmspiegelung festgestellt werden kann. Das allein ist noch kein Grund zur Beunruhigung. Die beste Vorbeugung gegen eine Divertikelkrankheit ist eine regelmäßige unkomplizierte Stuhlentleerung. Sind Sie bereits Divertikelträger: Dann achten Sie auf eine ausreichende Gemüsemenge in Ihrem Speiseplan. Circa 400 bis 500 Gramm Gemüse oder Rohkost pro Tag sind empfehlenswert. Idealerweise verteilen Sie das Gemüse auf zwei Mahlzeiten pro Tag und kombinieren Sie es mit frischen naturbelassenen Joghurt- oder Quarkspeisen.

können sich Divertikel entzünden. Das nennt man dann **Divertikulitis**.

Eine **Divertikulitis** oder Divertikelkrankheit ist ein allgemein bekanntes Krankheitsbild – insbesondere des Alters –, allerdings mehren sich in letzter Zeit die Stimmen, dass bereits jüngere Menschen daran leiden können. Es liegt nahe, bei der Entstehung, dem Vorhandensein und auch der Therapie der Erkrankung nach Substanzen auch in Lebensmitteln zu suchen, die den Stuhlgang und den Füllungszustand des Colons maßgeblich beeinflussen. Den Ballaststoffen (→ Seite 107) in der Ernährung wird ein solches Potenzial zugesprochen. Der Wirkmechanismus erscheint plausibel. Ballaststoffe erhöhen das Stuhlgewicht, verändern die Stuhlkonsistenz, verkürzen die Colontransitzeit und beugen so einer Stuhlunregelmäßigkeit vor.

Gallensteine und Gallensteinleiden

Auch bei einem Gallensteinleiden wird der Faktor Ernährung diskutiert. Und Betroffene bringen immer wieder Lebensmittel mit einem hohen Fettgehalt als Verursacher in die Diskussion. Doch bei der Entstehung von Gallensteinen verhält es sich mit der Fettzufuhr genau invers: Gerade fettarme Diäten oder Ernährungsmuster, die zusätzlich auch Nahrungsverzicht beinhalten, erhöhen die Bildung von Gallensteinen. Die Häufigkeit eines Gallensteinleidens, also der **Entzündung von Gallensteinen in der Gallenblase oder im Gallengang** nimmt insbesondere bei Frauen mit zunehmendem Alter zu. Ursächlich sind hierfür vor allem Veränderungen im Hormonstatus, aber durchaus auch oben erwähnte Diäten.

Die beste Präventions- und Therapiemaßnahme ist ein ideal lebenslang ausgewoge-

Steckbrief Gallensteinleiden

Mögliche Auslöser und Symptome

Verdächtiges Lebensmittel

- → fettreiche Speisen
- → Kaffee, Schokolade
- → üppige Mahlzeiten ohne klaren Zusammenhang oder Auslöserverdacht

Symptome nach Lebensmittelverzehr

- → wellenartiger Schmerz im Vorwege
- → Oberbauchschmerzen
- → Koliken
- → Krämpfe

Bei Verdacht auf ein Gallensteinleiden

- → Anamnese
- → Ultraschallkontrolle Oberbauch
- → Labor
- → Magen- und Darmspiegelung

nes und regelmäßiges Essverhalten. Sehr große Mahlzeitenabstände sollten vermieden werden. Anstatt dessen empfiehlt sich eine Mahlzeitenplanung mit regelmäßigen, idealen drei Mahlzeiten pro Tag. Insbesondere auf sehr fettarme Diäten sollte verzichtet werden, da diese mit einem erhöhten Risiko zum Auskristallisieren des Cholesterins aus der Gallenflüssigkeit einhergehen (siehe Gallenblase → Seite 31).

Wurde bei Ihnen während einer Ultraschalldiagnostik bereits ein reizloser Stein gesichtet? Dann sichert eine Abendmahlzeit mit einer angepassten Fettmenge eine starke Gallenblasenkontraktion. So kann weiteres nächtliches Eindicken der Gallenflüssigkeit mit nachteiliger Wirkung auf die Fließeigenschaften wirkungsvoll verhindert werden.

GUT ZU WISSEN

Gallenblasensteine

Die Konkremente oder Ausfällungen aus der flüssigen Galle sind per se schmerzlos. Nur wenn der Gallenabfluss verlegt ist oder die Gallenblase versucht, die Steine durch rhythmische Muskelkontraktionen auszutreiben, entstehen heftige anfallsartige Schmerzen bis hin zu Koliken. Deshalb sind Symptome, die Sie nach fettreichen Mahlzeiten beobachten, auch immer ein Grund, Ihren Speiseplan nach zu fettarmen Mahlzeiten oder zu großen Mahlzeitenabständen zu durchforsten. Durch eine Änderung im Essverhalten oder der Kombination kann gegebenenfalls eine weitere Steinbildung verhindert werden.
Die Fettverdauung ist auch nach **chirurgischer Entfernung der Gallenblase** möglich, da die Leber weiterhin kontinuierlich Galle produziert. Nur sehr üppige fettreiche Mahlzeiten, also Spitzenbelastungen mit Fett, können mangels eines Gallereservoirs bei fehlender Gallenblase nicht mehr abgefangen werden (siehe Leber → Seite 29; Gallenblase → Seite 31).

Hämorrhoiden

Als Hämorrhoiden werden die Schwellkörper bezeichnet, die sich durch Pressen während der Stuhlentleerung oder des Stuhlweitertransportes im Analkanal bilden. Betroffene verdächtigen häufig scharf gewürzte Speisen, da diese die Schmerzen bei der Stuhlentleerung durch Schleimhautreizungen verstärken können.

GUT ZU WISSEN

Etwa 70 Prozent der über Dreißigjährigen zeigen solche Auffälligkeiten. Nicht immer sind diese Hämorrhoiden von außen sichtbar.

Um den Risiken wirksam entgegentreten zu können, ist vor allem Übergewicht und langes Sitzen zu vermeiden. Auch regelmäßige Bewegung kann zu besseren Entleerungsmöglichkeiten ohne Pressen führen.

Insbesondere sollten Sie daher auf eine angenehme Stuhlkonsistenz achten. Allein die Verwendung von Weizenkleie oder geschroteter Leinsaat in der täglichen Kost wird keine dauerhafte Maßnahme sein. Zu weiche Stühle oder zu harte Stühle sind durch wirksame Veränderungen in der täglichen Ernährung anzustreben. Hier ist insbeson-

Steckbrief Hämorrhoiden

Mögliche Auslöser und Symptome

Verdächtiges Lebensmittel

- Eher kein Zusammenhang mit Lebensmitteln herzustellen
- scharfe Speisen
- anfängliche Besserung nach Ernährungsumstellung mit weniger Vollkorn („weizenfrei"*)

Symptome nach Lebensmittelverzehr

- Jucken am After
- Gefühl der unvollständigen Stuhlentleerung
- „Druck, ohne dass etwas kommt"
- Schmerzen bei und nach der Stuhlentleerung
- Blutauflagerungen

Bei Verdacht auf Hämorrhoiden

- Anamnese
- Labor
- Darmspiegelung

* Als Synonym für eine Kost mit weniger Vollkornanteil, ggf. mit höherem Gemüseanteil

dere eine ausreichende Gemüsezufuhr, die möglichst auf zwei (besser drei) Mahlzeiten pro Tag verteilt wird, eine Optimierungsmöglichkeit. Sie kann Ihnen als **Präventions**maßnahme genauso wie als **Therapie**möglichkeit dienen. Lassen Sie hier nichts unversucht, zumal das Auftreten von Hämorrhoiden schmerzhaft ist und sich durch effiziente Ernährungsmaßnahmen wirklich gut beeinflussen lässt!

Zöliakie

Die Zöliakie ist eine lebenslange Erkrankung, bei der eine entzündliche Veränderung des Dünndarms durch den Verzehr von Gluten ausgelöst wird. Diese Erkrankung kann bei Einführung der Beikost auftreten. Viele Diagnosen werden aber auch zu einem späteren Zeitraum (Lebensmitte oder später) gestellt. Das Gluten kommt in heimischen Getreidearten und deren Verwandten vor. Getreideprodukte aus Weizen, Dinkel, Roggen, Gerste oder Hafer führen bei Betroffenen, unabhängig von der verzehrten Menge, zu immunologischen Entzündungsprozessen.

Die häufig vorkommenden sogenannten **nicht typischen Zöliakie-Formen** lassen sich nur bei längerer ausreichender Glutenbelastung, ideal ist ein Zeitraum von drei Monaten, diagnostisch sichern. Dies setzt den Glutenverzehr über ideal möglichst drei Monate mit mindestens drei kleinen Portionen pro Tag voraus. Erst dann kann ein Blutwert Aufschluss über mögliche entzündliche Veränderungen geben. In der Folge lassen sich bei Betroffenen **Transglutaminase IgA-Antikörper-Komplexe** bestimmen. Die Transglutaminase ist ursprünglich ein Enzym, welches der Körper zur Zellreparatur anfordert. Zöliakiebetroffene „fangen" dies Enzym bei Glutenverzehr ab, ohne dass es wirken kann. Je höher die Zellschäden, umso mehr wird das Enzym angefordert – aber bei gleichzeitigem Glutenverzehr auch „weggefangen" (=Antikörper-Komplexbindung). Daher gibt die Zahl der Komplexe Auskunft über mögliche Zellschäden. Sofern diese Werte im Blut auffällig sind, sollte eine Dünndarmspiegelung erfolgen, um anhand der darunter gewonnenen Gewebeproben (Biopsie) die Zöliakie eindeutig nachzuweisen.

GUT ZU WISSEN

Das einfache „Weglassen" von Gluten führt zu einer Gefährdung von unerkannten, bisher noch nicht diagnostizierten Zöliakiebetroffenen! Durch eine eigenmächtig eingeleitete glutenfreie Kost ist für einen langen Zeitraum die Erkrankung – auch für Experten – nicht mehr feststellbar. 70 bis 80 Prozent der Zölakiebetroffenen zeigen nicht das Vollbild der gastrointestinalen Beschwerdesymptomatik und können so keiner korrekten Diagnose zugeführt werden, was ihren Leidensweg verlängert. Insbesondere im Erwachsenenalter dominieren unklare Laborauffälligkeiten und internistische Probleme das Beschwerdebild. **Eine Ernährungsumstellung auf eine glutenfreie Kost sollten Sie nur nach nachgewiesener medizinischer Notwendigkeit vornehmen.**

Steckbrief Zöliakie

Mögliche Auslöser und Symptome

Verdächtiges Lebensmittel

- → eher kein Zusammenhang mit bestimmtem Lebensmittel
- → Besserung nach Ernährungsumstellung (z. B. „Frei-von“-Empfehlungen)

Symptome nach Lebensmittelverzehr

- → Es gibt kein Symptom und keine Altersgruppe, welche eine Zöliakie ausschließen.
- → Häufig zeigen sich Eisenmangel, Laborauffälligkeiten (insbes. Leber, Schilddrüse) Misslaunigkeit, unerfüllter Kinderwunsch, Osteopenie.
- → erst in fortgeschrittenen Stadien auch gastrointestinale Beschwerden: Blähungen, Diarrhoe, Obstipation

Bei Verdacht auf eine Zöliakie

- → NUR unter glutenhaltiger Kost möglich!
- → Anamnese
- → Labor
- → Magen- und Darmspiegelung

GUT ZU WISSEN

Bei einer Dünndarmspiegelung zum Nachweis oder Ausschluss einer Zöliakie müssen **vier bis sechs Gewebeproben aus dem oberen Teil des Dünndarms** gewonnen und bewertet werden. Erst wenn diese drei Faktoren:

- ausreichende Glutenbelastung

plus

- Antikörpererhöhung im Blut

plus

- auffällige Architektur und Entzündungszeichen in den Gewebeproben

nachgewiesen sind, ist die Zöliakie gesichert.

Nur dann ist es sinnvoll, eine strikte und lebenslange glutenfreie Kost zu wählen.

Achtung: Laboruntersuchungen oder Biopsie unter glutenfreier Kost zur Sicherung der Diagnose Zöliakie sind nicht zu verantworten.

Die Durchführung der glutenfreien Kost ist aufgrund des heutigen Nahrungsangebots für Sie heute leichter zu bewerkstelligen als früher. Eine Fülle an glutenfreien Getreidesorten steht Betroffenen heute zur Verfügung, die leider aber meist deutlich teurer sind. Diese monetären Anreize sind ein Grund mehr für Anbieter, ihre glutenfreien Labels weiter auszubauen. Mittlerweile finden sich auch auf ursprünglich glutenfreien Produkten, zum Beispiel Ketchup oder Käse Auszeichnungen, die den höheren Preis rechtfertigen sollen – es lohnt sich, beim Einkauf genauer hinzuschauen.

→ TIPP

Glutenfreie Kost: Nicht ganz einfach!

Um ein glutenfreies Brot oder Gebäck schmackhaft herzustellen, benötigt es neben einem Substanzmehl auch diverse Verdickungsmittel. Die heutigen auf dem Markt üblichen Mischungen sind qualitativ höchst unterschiedlich. Vor allem sind diese Produkte nicht immer verdauungstechnisch sinnvoll. Positiv kann sein, dass die verwendeten Zutaten teilweise eine präbiotische Funktion im Gastrointestinaltrakt erfüllen.

Allerdings nimmt im aktuellen glutenfreien Sortiment das Snackangebot überhand, sodass eine sichtbare Schieflage in der ernährungsphysiologischen Qualität deutlich wird. In vielen Studien wird mittlerweile gezeigt, dass die Durchführung einer glutenfreien Ernährung in der Gesamtbewertung zu einem höheren Verzehr von Fett und einfachen Kohlenhydraten führt. Damit kann das Risiko möglicher Folgeerkrankungen bei Durchführung einer glutenfreien Kost steigen (siehe Glutenfreie Kost → Seite 181).

INFO

Glutenfreie Verdickungsmittel mit präbiotischer Funktion

- Agar-Agar, E 406
- Chiasamen
- Flohsamenschalen, gemahlen
- Gelatine
- Guarkernmehl, E 412
- Inulin
- Johannisbrotkernmehl, E 410
- Kuzu
- Pektin, E 440
- Pfeilwurzmehlstärke
- Xanthan

Reizdarmsyndrom (RDS)

Gehören Sie auch zu den 30 Prozent der Patienten, die sich heute in einer Arztpraxis vorstellen, ohne dass klar zu fassende, gastrointestinale Symptome vorliegen? Bis zu 15 Prozent der Patienten lassen sich dabei der Diagnose Reizdarmsyndrom zuordnen. Die Lebensqualität der Betroffenen kann spürbar eingeschränkt sein, wobei Frauen etwas häufiger betroffen sind als Männer. Die beklagten Symptome (Stuhlgangunregelmäßigkeiten, Schmerzen, Blähungen) bestehen über drei Monate, werden von den Betroffenen klar dem Darm zugerechnet und können in jedem Lebensalter vorkommen. Sie können leichter Natur sein und kaum stören, aber auch gravierende Beschwerden verursachen.

Auch nach vielen Jahren Forschung kann bei den meisten Reizdarmpatienten keine organische Ursache verantwortlich gemacht werden. Ein klarer Verursacher wie bei einigen anderen Krankheiten auch ist bis dato noch nicht gefunden. Zunehmend bestimmen aber Erkenntnisse der Neurogastroenterologie, die eine Störung der Darm-Hirn-Interaktion vermuten, das Diagnose- und Therapiegeschehen.

Trotzdem gibt es aktuell keine sinnvollen Therapieoptionen, die die Mehrzahl der Patienten auf Dauer zufriedenstellen könnten. Es muss immer im Einzelfall nach Patientenvorgaben und Hauptsymptomatik therapiert werden.

Steckbrief Reizdarmsyndrom

Mögliche Auslöser und Symptome

Verdächtiges Lebensmittel

- eher kein Zusammenhang mit bestimmtem Lebensmittel
- Besserung nach Ernährungsumstellung (z. B. „Frei-von"-Empfehlungen)

Symptome nach Lebensmittelverzehr

- Vorliegende Symptome bestehen anhaltend länger als drei Monate.
- Sie verändern sich durch die Nahrungsaufnahme und gehen in der Regel mit Stuhlgangsunregelmäßigkeiten einher.
- Die Symptome werden von den Betroffenen auf den Darm bezogen, ohne dass eine krank machende Ursache gefunden werden kann.

Bei Verdacht auf ein Reizdarmsyndrom

- Anamnese
- Labor
- Magen- und Darmspiegelung
- Ausschluss vieler anderer Krankheiten

Check: Meine Ernährungsmaßnahmen beim Reizdarmsyndrom

HILFREICHE TIPPS FÜR SPEZIELLE NAHRUNGSMITTEL- ODER NAHRUNGSMITTELKOMBINATIONEN			
WAS TUN?	WARUM?	WIE?	WANN UMGESETZT?
Flüssigkeitszufuhr und deren Verteilung überprüfen (siehe Trinkprotokoll → Seite 119)	Einflussnahme auf Darmbeweglichkeit (Motilität) und mögliche unerwünschte Verdünnungseffekte	„Druckbetankung" vermeiden Zu wenig Flüssigkeit pro Tag vermeiden Zu viel Flüssigkeit vermeiden	
Überprüfen Sie Ihre Gemüseauswahl und Ihre Verzehrmenge. Überprüfen Sie Ihre Getreideauswahl hinsichtlich des Vollkornanteils (siehe Ballaststoffe → Seite 107)	Bessere Anpassung der Speisenzusammensetzung und Inhaltsstoffe an die Beschwerden (siehe Makronährstoffe → Seite 97)	Gemüsesorten gezielter auswählen Rohkostanteil vorhanden? Anteil Blattsalat überprüfen und eher niedrig halten (siehe Gemüse → Seite 125)	
Verzehr von frischen Sauermilchprodukten überprüfen und gegebenenfalls in den Speiseplan integrieren	Veränderung und Verbesserung der Darmmikrobiota (siehe Mikrobiom → Seite 40, sowie Sauermilchprodukte → Seite 143)	• 125–180g frischer Naturjoghurt (3,5% Fett)/Tag • 80–120 g 20-prozentiger Quark/Tag Bei Obstipation: • 200 ml Buttermilch/Tag • oder 200 ml Kefir/Tag	
Protein-/Fettgehalt der Nahrung überprüfen und gegebenenfalls optimieren (siehe Makronährstoffe → Seite 98)	Einflussnahme auf Gasbildung und Resorptionsverhältnis im Dünndarm (vor allem Gasabtransport)	Verzicht auf isolierte, sehr kohlenhydratlastige Speisen wie handelsübliche Getreideriegel, Nudeln ohne Gemüseanteil, „nur" Obst oder Säfte	→

→ **Check: Meine Ernährungsmaßnahmen beim Reizdarmsyndrom (Fortsetzung)**

HILFREICHE TIPPS FÜR EIN GUTES ERNÄHRUNGSVERHALTEN			
WAS TUN?	WARUM?	WIE?	WANN UMGESETZT?
Mahlzeitenanzahl überprüfen Sind Portionsgrößen gleichmäßig verteilt? Ist die Portionsgröße pro Mahlzeit angemessen?	Magenvorverdauung und Weitergabe an den Dünndarm effektiver nutzen, um eine Verbesserung der Anflutungs- und Resorptionsprozesse im Dünndarm zu erreichen	Anstatt zwei große Mahlzeiten, drei Mahlzeiten gleichmäßig über den Tag einnehmen Anstatt Dauersnacken (Kleinst-Mahlzeiten) eine regelmäßige Mahlzeiteneinnahme pro Tag mit angemessenen Pausen (je nach individueller Vorgabe) umsetzen	
unsinnige (zu lange) Karenzmaßnahmen vermeiden	fehlerhafte Nährstoffzufuhr vermeiden Verbesserung der Lebensqualität durch Vermeiden von Angst-Diäten	Wiedereinführen von bisher vermiedenen Lebensmitteln, sofern Allergie und Zöliakie ausgeschlossen wurden	
Verbesserung der Kochkompetenz (gegebenenfalls wenn notwendig auch durch Verwendung von geeigneten Halbfertig- und Fertigprodukten)	Ea geht um eine bessere Anpassung der verträglichen Lebensmittel an die Beschwerden	Erlernen und Zubereiten von einfachen, schmackhaften Rezepten, um den Anteil von ungünstigen Fertigprodukten zu reduzieren	
IMMER AN DEN SYMPTOMEN ORIENTIERTE ZIELE			
WAS TUN?	WARUM?	WIE?	WANN UMGESETZT?
Führen eines Symptomprotokolls für gute Tage	Fokus auf „Da wollen Sie hin!“ anstatt „Das sollen Sie nicht!“ erleichtert den Umgang mit chronischen Beschwerden Dadurch Vermeidung unsinniger Karenz- und Verbotsempfehlungen	Wohlfühlkalender „Wann geht es mir gut?“-Protokoll	

Laktoseintoleranz

Wenn Sie unter einer Laktoseintoleranz leiden, dann führt der Genuss von Milch oder Milchprodukten oder Produkten, die Laktose enthalten, zu Symptomen wie Übelkeit, Völlegefühl, Bauchkrämpfen oder Stuhlunregelmäßigkeiten.

Die Ursache einer Laktoseintoleranz ist der Mangel oder das Fehlen des milchzucker-

Steckbrief Laktoseintoleranz
Mögliche Auslöser und Symptome

Verdächtiges Lebensmittel
- Buttermilch
- Milch in großen Mengen
- Puddingspeisen
- Laktose
- Milchderivate (Magermilchpulver, Molkepulver, Sahnepulver)
- Milchprodukte und milchzuckerhaltige Speisen

Symptome nach Lebensmittelverzehr
- Blähungen
- „Bauchgrummeln“
- weiche Stühle
- Krämpfe
- Diarrhoe
- Gefühl der unvollständigen Stuhlentleerung
- „Druck, ohne dass etwas kommt“

Bei Verdacht auf eine Laktoseintoleranz
- Anamnese
- Ernährungs- und Symptomprotokoll
- H_2-Atemtest

spaltenden Enzyms Laktase. Dieses Enzym wird normalerweise durch die Dünndarmzotten bereitgestellt und gelangt durch die Zottenbewegung an den Speisebrei. Während des Verdauungsprozesses spaltet Laktase den Milchzucker in zwei Einzelzucker, die dann ins Blut aufgenommen werden können. Die Aktivität der Laktase in der Dünndarmschleimhaut nimmt bei circa 75 Prozent der Weltbevölkerung nach dem zweiten bis fünften Lebensjahr ab, was bedeutet, dass diese Personen große Mengen Laktose nicht mehr vollständig verdauen können. Die Restaktivität von den laktosespaltenden Enzymen beträgt, auch bei Menschen, die sich genetisch auffällig zeigen und im Laufe des Lebens weniger Laktase bilden, acht bis 15 Gramm. Die meisten Betroffenen vertragen bis zu 15 Gramm Laktose pro Tag (~ 250 Milliliter Milch) ohne Probleme.

Bei einem **Laktasemangel** gelangt der ungespaltene Doppelzucker Laktose in die tieferen Darmabschnitte. Im Colon kann Laktose als Futter (= Substrat) für gasbildende Bakterien dienen, die CO_2, H_2 und Laktat produzieren. Je nach angefluteter Laktosemenge treten Blähungen und Krämpfe, Tenesmen genannt, auf, bis hin zur Bildung von einem Übermaß an kurzkettigen Fettsäuren. Dadurch strömt Wasser in den Darm ein. Die Folge sind zu weiche Stühle, explosionsartige Entleerungen oder gar Diarrhoe.

In Deutschland leiden circa 15 bis 20 Prozent der Menschen unter einer Laktoseintoleranz. Circa ein Drittel der Menschen, die nach Laktoseverzehr Symptome zeigen, haben jedoch eine normale Verdauung der Laktose, also keine genetischen Auffälligkeiten bezüglich der Enzymbildung. Die Intoleranzsymptome müssen also andere Ursachen haben. Lang-

GUT ZU WISSEN

Wie kommt es zu einer nicht ausreichenden Laktaseaktivität?

- Zu viel Laktose auf einmal (ein großes Glas Buttermilch auf leeren Magen)
- Zu geringe Menge an dem laktosespaltenden Enzym (altersabhängige Laktoseintoleranz)
- Nicht ausreichend vorhandene Zotten oder unzureichende Zottenqualität, zum Beispiel durch zu hohe isolierte Kleiegaben, unerkannte Krankheiten, die mit einen Zottenverlust einhergehen wie zum Beispiel pathogene Keime, Morbus Crohn, Zöliakie
- Zu geringe Zottenbewegung, die häufig medikamentös bedingt ist
- Übermaß an gasbildenden Bakterien im Dünndarm – Blähungen und Schmerzen stehen nur bedingt mit dem Verzehr von Laktose in Verbindung

fristig profitieren diese Betroffenen keineswegs von einer Umstellung auf eine laktosearme Kost (siehe Laktosefreie Diäten → Seite 173).

Einer Laktoseunverträglichkeit begegnen Sie durch die Umstellung Ihrer Ernährung auf Speisen, die weniger Laktose enthalten. Hart- und Weichkäse aus traditioneller Herstellung, frische Sauermilchprodukte, Joghurt und Quark stellen in verzehrsüblichen Mengen kein Problem dar.

Die folgenden Produkte sind **milchzuckerarm** und sollten daher einen festen Platz in Ihrem täglichen Speiseplan einnehmen. Überprüfen Sie die individuelle Verträglichkeit der Lebensmittel!

Milchzuckergehalt in ausgewählten Lebensmitteln

Geeignete laktosearme Milchprodukte	
alle Hartkäsesorten	**weniger als 0,1 g Laktose**
Geeignete laktosemodifizierte Milchprodukte	
alle Weichkäsesorten	weniger als 0,5 g Laktose
Geeignete laktosemodifizierte Milchprodukte in üblichen Portionen, da sie laktosespaltende Bakterien enthalten	
3,5%ige stichfeste Dickmilch 3,5%iger frischer stichfester Naturjoghurt frischer 20%iger Naturquark	weniger als 4,0 g Laktose

GUT ZU WISSEN

Steigender Milchzuckergehalt in Nicht-Milch- und Milchprodukten

Die Zunahme der Laktoseintoleranz lässt sich nicht durch eine Zunahme des Konsums der Milch- und Milchprodukte erklären. Das bemerken Sie selbst, wenn Sie Ihren eigenen Verbrauch an Milch und Milchprodukten (Milch, Naturjoghurt, Quark) überprüfen, der in den letzten Jahren üblicherweise weitestgehend gleich geblieben ist. Ganz anders ist dies bei verarbeiteten und durch Trocknung haltbar gemachten pulverförmigen Milchprodukten, sogenannten **Milchderivaten.** Sie sind bei der Herstellung von hoch verarbeiteten Produkten kaum wegzudenken. Je mehr von diesen verarbeiteten Produkten in Ihrer täglichen Ernährung versteckt sind, umso mehr versteckte Laktosequellen hat Ihr Darm tagtäglich zu bewältigen. Da kann es schon mal sein, dass Verdauungskapazitäten überschritten werden.
Einen Hinweis auf solche stark milchzuckerhaltigen Milchderivate geben folgende Zutaten: **Buttermilchpulver, Magermilchpulver, Milchpulver, Molkepulver, Sahnepulver, Süßmolke (-pulver)**

Es ist weder sinnvoll noch notwendig, eine laktose**freie** Kost einzuführen. Immer mehr Daten aus der Mikrobiomforschung empfehlen durchaus kleine Laktosemengen für eine physiologisch aktive Darmflora. Meist lassen sich Ernährungsempfehlungen finden, die Ihren Verdauungstrakt entlasten, die Arbeit der einzelnen Organe unterstützen und die Restaktivität des laktosespaltenden Enzyms besser ausnutzen (siehe Laktosearme Diäten → Seite 173).

Und bedenken Sie: Die Laktoseintoleranz bleibt eine **mengenabhängige** Reaktion. Wenn Sie Fertig- oder Halbfertigprodukte verwenden, wird diese verträgliche Laktosemenge oftmals bei Weitem überschritten.

GUT ZU WISSEN

Laktose in Pillen, Dragees und Lutschpastillen

Laktose in ärztlich verordneten Medikamenten wird häufig fälschlicherweise als Verursacher verdächtigt. Zwar kann bei verschreibungspflichtigen Medikamenten auch Laktose enthalten sein, aber meist nur als Überzug und nicht als Trägerstoff. Die Angaben in den Arzneimitteln belaufen sich auf 0,1 bis 0,5 Gramm und sind von Menschen mit Laktoseunverträglichkeit zu vernachlässigen.

Dagegen enthalten homöopathische Mittel Laktose als Trägerstoff, sofern sie nicht in flüssiger Form in Alkohol gelöst sind. Wenn diese Produkte zum Beispiel mit Schüssler-Salzen kombiniert werden, deren Einnahmeempfehlung teilweise stündlich ist, kommen Sie relativ schnell an eine Verträglichkeitsgrenze. Dies wird von vielen Betroffenen häufig übersehen.

Wenn neben solchen Empfehlungen der Alternativ- oder Komplementärmedizin auch Produkte in Kapselform zur Darmsanierung kombiniert werden, kann sich eine Stolperfalle für Laktosebetroffene ergeben. Probiotika in Kapselform, die zur Beeinflussung des ökologischen Gleichgewichts des Mikrobioms eingenommen werden, enthalten sinnvollerweise häufig als Nahrungssubstrat für die Bakterien Laktose. In der Gesamtschau können sich hieraus durchaus relevante Mengen an Laktose ergeben, die dann Turbulenzen im Verdauungstrakt auslösen können.

Fruktosemalabsorption

Sie bekommen Blähungen und weiche Stühle nach dem Genuss einer großen Portion Apfelmus oder Fruchtsaft?

Zuallererst: Das kann normal sein. In solchen Lebensmitteln ist viel Fruktose. Und diesen Einzelzucker kann Ihr Körper nur über einen Umweg durch die Leber verarbeiten. Damit die Leber bei einer fruktosereichen Ernährung durch die hohe Anflutung von Fruktose nicht überlastet wird, schützt sie sich,

Steckbrief Fruktosemalabsorption
Mögliche Auslöser und Symptome

Verdächtiges Lebensmittel
- Lebensmittel, die reich an einfachen Kohlenhydraten sind
- sehr getreidelastige Grundkost
- fettarme Grundkost mit wenig Gemüse
- Saft, Limonaden, Obst, Trockenobst
- „zuckerfreie" Lebensmittel

Symptome nach Lebensmittelverzehr
- Blähungen
- „Bauchgrummeln"
- weiche Stühle
- Krämpfe
- Diarrhoe
- Übelkeit
- Heißhungerattacken
- Gefühl der unvollständigen Stuhlentleerung
- „Druck, ohne dass etwas kommt"

Bei Verdacht auf eine Fruktosemalabsorption
- Anamnese
- Ernährungs- und Symptomprotokoll
- H_2-Atemtest

indem die Aufnahme im Darm gedrosselt wird. Der Transporter (GLUT-5), der Fruktose aus dem Darm aufnehmen kann, ist dann mit Absicht nicht sehr leistungsfähig. Flutet also zu viel durch die Nahrung an, hilft der Körper sich, indem er die Fruktose im Darm belässt, anstatt sie aufzunehmen und der Leber zuzuführen. In der Folge gelangt die im Darmlumen verbleibende Fruktose in tiefere Darmabschnitte, wo sie von Bakterien verstoffwechselt wird. Dabei entstehen Gase, die bei den Betroffenen zu Bauchschmerzen, Durchfall, Druckgefühl im Oberbauch, Übelkeit und Magenschmerzen führen.

Die **Fruchtzuckerunverträglichkeit** benennt lediglich eine Auffälligkeit, bei der der übermäßige Fruchtzuckerkonsum zu Symptomen führt. Werten Sie solche Auffälligkeiten als **Ernährungsfehler,** ... als ein Indiz, in Ihrer Ernährung nach versteckten Fruktosequellen zu fahnden.

Die ursprünglichen Annahmen, dass es sich um einen dauerhaften Enzymdefekt oder Defekt dieses Transporterproteins handelt, konnte nicht bestätigt werden. Mediziner sehen daher zunehmend davon ab, einen Fruktoseatemtest durchzuführen. Dieser würde im Grunde nichts anderes anzeigen, als dass die physiologischen Verdauungskapazitäten Ihres Organismus zum Zeitpunkt der Testung überlastet sind.

Dem Essfehler auf der Spur

Freie Zucker

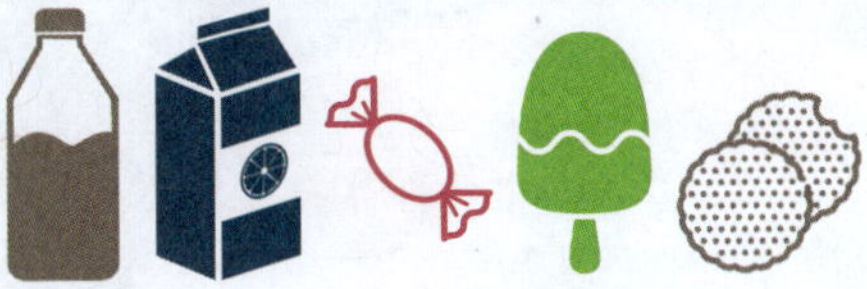

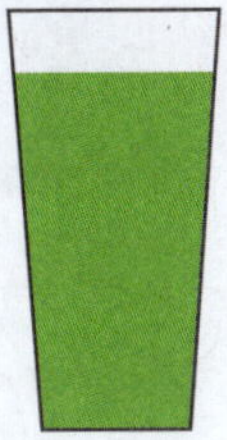

Säfte, Smoothies, Fruchtpüree

Freie Fruktose in großen Portionen

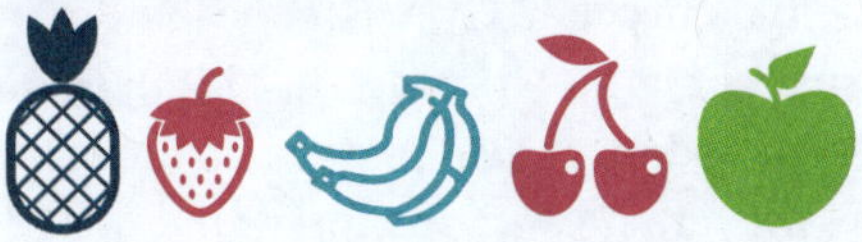

Zu viele schnell anflutende Zucker

Freier Zuckergehalt von zuckergesüßten Softgetränken und Säften per 500 ml

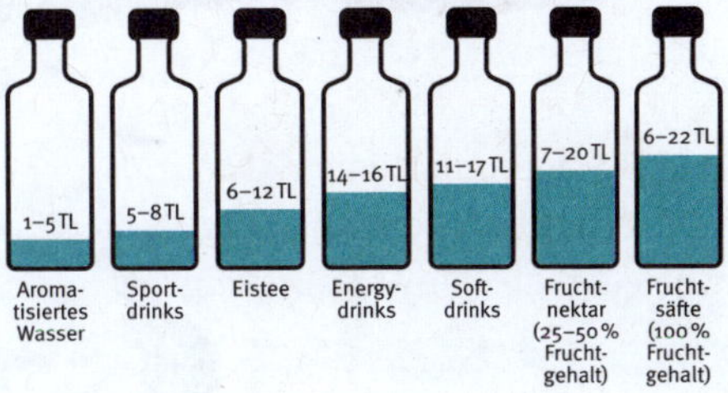

Die Lösung

WENIGER …

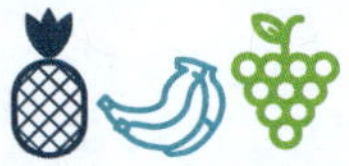

„zuckerfrei“

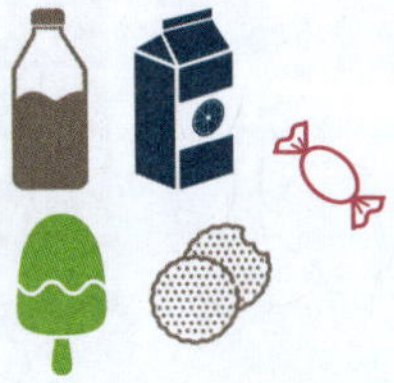

MEHR …

mit natürlich vorkommendem Zucker

in angemessenen Portionsgrößen

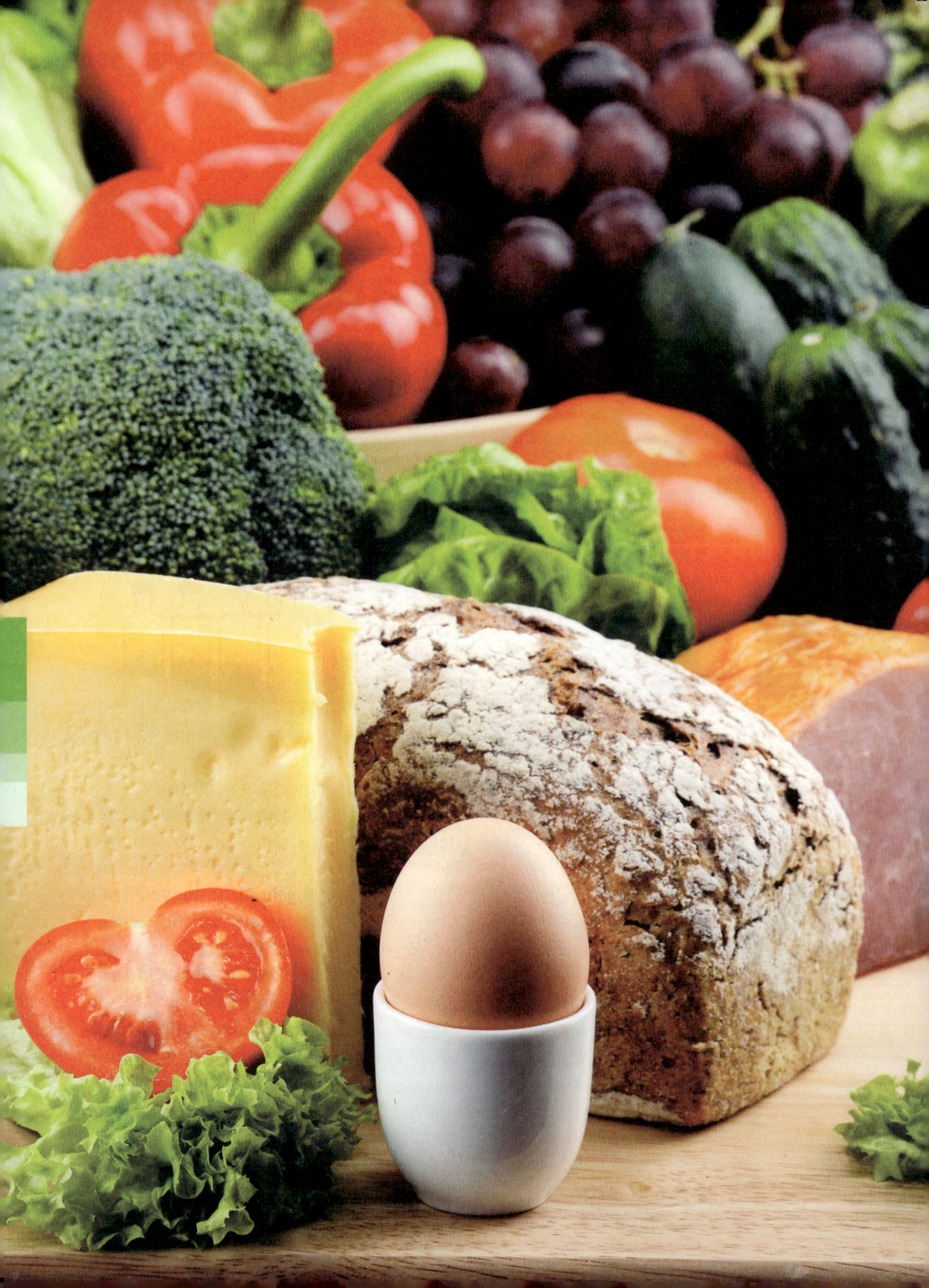

Makronährstoffe aus der Darmperspektive

Wir müssen über Mengen sprechen: Im Konsumschlaraffenland essen die einen zu viel – und andere zu wenig ... Aber wir müssen genauer hinschauen: Denn die, die zu viel essen, nehmen trotzdem von den wichtigen, für einen Magen-Darm-Trakt elementaren Nährstoffen meist viel zu wenig zu sich.

Bevor wir daher Ihre **Ernährungslupe** für den Darm schärfen, sollten wir über Portionen und Portionsgrößen reden. Ob es für Sie sinnvoll ist, am Tag drei Mahlzeiten oder fünf Mahlzeiten zu verzehren, hängt ganz von Ihren individuellen Gegebenheiten, Ihrem Arbeitsalltag und den täglichen Erfordernissen ab. Dagegen sind die verträglichen Portionsgrößen eher von der Leistungsfähigkeit Ihrer Organe abhängig. Und die wiederum ist abhängig von der Lebensmittelauswahl und den verzehrten Kombinationen der Nährstoffe.

Und wenn Sie für Ihren Magen-Darm-Trakt eine Erholungspause, einen Reset zusammenstellen wollen, dann benötigen Sie nur das, was das Organ physiologisch „wegarbeiten" kann. Doch in einem Land, in dem es fast alles, immer und zu jeder Tageszeit gibt, die Regale stets prall gefüllt sind, immer für Nachschub gesorgt wird, haben Sie neben dem Mengen- auch ein Auswahlproblem.

Keine Sorge, es geht nicht um Verzicht, Abwiegen oder Reglementieren. Hier lernen Sie lediglich, Ihre Verzehrmengen ganz praktisch zu überprüfen und anschließend an Ihre Bedürfnisse anzupassen.

Wir sind weit davon entfernt, dass das Lebensmittelangebot heute den Erwartungen an eine gesunde Ernährung entspricht. Und überhaupt: Was ist gesund? Genuss hat Vorrang und verkauft und gekauft wird, was gefällt.

„Ich mag gar nichts mehr essen, weil es nach jeder Mahlzeit schlimmer ist als vorher!"

Frau, mittleren Alters, berufstätig, mit vorwiegend sitzender Tätigkeit, mit Blähungen und Schmerz

→ Tipp: Anstatt abwiegen: Das Handmodell als Maß für EINE Portion

ANZAHL/ HANDMASS	LEBENSMITTELGRUPPE	CA. PORTIONSGRÖSSE
2 Handvoll	zerkleinertes Gemüse (Brokkoliröschen, Möhren, Bohnen, TK Erbsen, Rosenkohl, Pilze)	150–200 g
2 Handvoll	Blattsalate	80–100 g
1 Handvoll	Hülsenfrüchte (trocken): Bohnen, Erbsen, Linsen	60–80 g
2 Handvoll	kleine Früchte (Erdbeeren, Himbeeren, Heidelbeeren (auch TK-Ware)	125–150 g
1 Handvoll	große ganze Früchte (Apfel, Birne, Pfirsich)	180 g
½ Handvoll	Trockenfrüchte (zum Beispiel Aprikosen, Weinbeeren)	25 g
½ Handvoll	Nüsse, Ölsaaten	25 g

Für Betroffene mit Magen-Darm-Beschwerden gelten aber andere Grundsätze. Natürlich muss Ihr Nährstoffbedarf gedeckt werden, vor allem aber muss sich die **Lebensmittelauswahl zwingend** an Ihrer **Lebenssituation orientieren**. Zum Beispiel benötigt ein Mensch, der viel spricht und damit mehr Luft als üblich schluckt, mehr Gemüse, um die verschluckte Luft besser zu binden.

Unsere Wissenschaft hat in den letzten Jahren aufgezeigt, dass Menschen mit Bauchbeschwerden anfällig sind für Selbstdiagnosen und eine Fehlernährung. Solche Selbstdiagnosen und rigiden Verbote für bestimmte Lebensmittel (Karenzdiäten) werden umso häufiger gewählt, umso mehr und umso stärkere Symptome die Betroffenen plagen. Wenn dann trotz vieler Arztbesuche die krank machende Ursache nicht gefunden wird, liegt die Idee mit einem Lebensmittel als Verursacher nahe, denn wenn die Betroffenen nichts essen, geht es ihnen meist besser.

Es gibt eine Fülle an Lebensmitteln, die durch Bearbeitungsprozesse oder deren Kombinationen mit anderen Lebensmitteln im Tagesverlauf für die Turbulenzen im Magen-Darm-Trakt verantwortlich sein können.

Rein aus physiologischen Gründen ist

„Ich behalte nichts bei mir. Das rutscht alles durch. Ich möchte gerne zunehmen, aber es bleibt nichts hängen."

Junger Mann, eher untergewichtig, ständig weiche Stühle, ab und an Diarrhoe

zum Beispiel ein Müsli aus gebackenem Weizengetreide, knusprig mit einem Zuckersirup hergestellt, dazu viel aromatischem Trockenobst, serviert mit einer fettarmen Milch, ein „Verdauungs-Supergau". Ebenso wie ein Gemüsesmoothie, der mit Fruchtpüree schmackhaft gemacht wurde. Bei beiden Speisen sprengen die leicht verdaulichen und viel zu großen Mengen an einfachen Kohlenhydraten in der Regel sämtliche Verdauungskapazitäten. Der Darm wird überfordert bei diesem schwallartigen Kohlenhydrat-Überfallkommando. Er kann dann nur einen Bruchteil an anflutendem Zucker aufnehmen, sodass der Rest in die tieferen Darmabschnitte gelangt, wo er den eher gasbildenden und unphysiologischen Bakterien als Nahrung dient. In der Folge entstehen Blähungen und eventuell sogar krampfartige Bauchschmerzen. Wenn ein solches Frühstück sich stetig wiederholt, ist es nicht das einzelne Lebensmittel, sondern schlichtweg die Kombination, die immer mehr und immer heftigere Beschwerden bereitet. Und das alles, ohne dass medizinisch jemals eine pathologische, also eine krank machende Ursache festgestellt werden könnte.

Weil aber –bei dauerhaften, beeinträchtigenden Symptomen – der erste Weg zur Ärztin führt, diese oftmals nichts findet, bleiben Betroffene mit ihren Symptomen allein. Und so werden Lebensmittel verdächtigt und viel zu häufig ungerechtfertigt aus dem Speiseplan gestrichen. Denn auf der Suche nach einer einzelnen Ursache – „dem auslösenden Lebensmittel" – bleiben viele auf der falschen Spur. Häufig entscheidet das Bauchgefühl oder auch die Anfälligkeit der betroffenen Person für Modeaussagen oder Netzwissen, was auf den Tisch kommt. Ohne Aufklärung wird erst einmal ein Verzicht geübt, der zwar zu Beginn eine Änderung, eine andere Bewertung der Symptome, aber doch keine Besserung auf lange Sicht erbringt.

Dies Weglassen von spezifischen Lebensmitteln, ohne dass das Lebensmittel nachweislich die Beschwerden verursacht hat, verunsichert Betroffene erst recht. Mal wird es vertragen – und mal wieder nicht ... Aber Vorsicht: Es ist nicht das „einzelne Lebensmittel", zum Beispiel der Smoothie oder das gezuckerte Müsli aus Weizen. Sondern es ist die Kombination.

Viele von Magen-Darm-Beschwerden Betroffene berichten, dass es ihnen am besten geht, wenn sie nichts essen. Einige Patienten mit Bauchbeschwerden vermeiden sogar das Essen.

Doch wir brauchen täglich Energie. Diese Energie liefern uns die sogenannten **Makro-**

„Ich habe Appetit, aber nach dem ersten oder zweiten Bissen mag ich nicht mehr. Der Bauch zwickt und mir wird beinahe übel.“

Junge Frau, schlank, ständig wechselnde Stuhlentleerungen, eher fest

nährstoffe in Lebensmitteln. Dazu zählen Kohlenhydrate, Fette und Eiweiße. Das Tückische für Bauchpatienten ist, dass sich diese Makronährstoffe in Lebensmitteln so verstecken, dass sie nicht ohne Weiteres sichtbar und zuzuordnen sind. Doch sie nehmen deutlichen Einfluss auf Ihre Verdauung.

Zum Beispiel können Fette die Geschwindigkeit in Ihrem Darm deutlich verlangsamen: Sie liegen länger im Magen und können, kombiniert mit einfachen Zuckern, einer zu schnellen Anflutung des Speisebreis am Dünndarm vorbeugen (siehe Tabelle → Seite 24). Danach sorgen verschiedene Regelungen über Hormone für einen langsamen Transport im Dünndarm, sodass die Leber- und Bauchspeicheldrüsenfermente auch wirkungsvoll den Speisebrei vorbereiten und aufschließen können (siehe Ileumbremse → Seite 37).

Dagegen ist die Verarbeitung von Kohlenhydraten – als schnelles Energiesubstrat – für ihren Körper schnell und zügig erledigt. Deshalb „saust“ ein Smoothie nur aus Fruchtzutaten geradezu durch ihren Darm. Das ist nicht immer wünschenswert, denn bestimmte Inhalts- und Nährstoffe (Fruchtzucker, Sorbit, Folat, Vitamin B6, Calcium, Eisen) benötigen einen längeren Kontakt zur Darmwand, um aufgenommen zu werden.

Lebensmittel, die Ihrem Körper Protein liefern, nehmen eine mittlere Position bezüglich ihrer Reisegeschwindigkeit durch ihren Darm ein. Daher können Sie durch Quarkzugaben einen Speisebrei auch langsamer machen und damit die Verdauungsarbeit im oberen Dünndarm erleichtern.

Aus Sicht Ihrer Verdauung wäre das alles ganz einfach: Die Organe haben eine bestimmte Leistungsstärke, die bereitgestellt werden kann. Grundsätzlich muss diese Leistungsstärke mit einer Mahlzeit – mit einer Portion anflutender Inhaltsstoffe – stets verarbeitet und manchmal „zwischengeparkt“ werden.

Wenn diese Systeme überlastet werden, weil die Portionsgrößen zu groß oder Verzehrsabstände zu lang oder zu kurz sind und die verzehrten Lebensmittelkomponenten einfach nicht zusammenpassen, kommt das ganze System ins Stocken (siehe Gallensteine → Seite 31; Ileumbremse → Seite 37, Buttermilch → Kasten Seite 27; Trockenobst → Seite 140).

Wenn Sie Ihr eigener Bauchschmeichler werden wollen, müssen Sie also bereits beim Einkauf, bei der Zubereitung sowie beim Kombinieren der einzelnen Makronährstoffe klug entscheiden, bevor die Mahlzeit auf dem Teller und dann in Ihrem Mund landet.

Makronährstoffe: Die Kombination machts

High carb oder No carb, Keto mit viel Fett oder doch eher fettarm und „Fettpunkte" zählen? … immer wieder neue Empfehlungen – und alle Autoren nehmen für sich in Anspruch, den Stein der Weisen zu besitzen, um ihn ungefiltert weiterzugeben. Zurück bleiben Sie: Meist verwirrt und verloren in den vielen, zum Teil sich widersprechenden Aussagen, was denn nun eine „gesunde" Ernährung ausmachen würde …

Sehen Sie es mal positiv: Gut so, – denn Ihre Ernährung kann nun überdacht und auf den Prüfstand kommen, um danach neu sortiert und geplant zu werden.

Im Wesentlichen geht es häufig um die Zufuhr von Energie und das Grundproblem, dass wir zu viel verzehren – oder zu wenig verbrauchen. **Dieses Ungleichgewicht von fehlenden und wünschenswerten Lebensmitteln in der täglichen Kost ist bei der Ursachenfahndung bei Magen-Darm-Beschwerden nicht anders.** Auch hier ranken sich alle Empfehlungen um die Kombination der Zufuhr der drei großen Nährstoffgruppen: die Proteine, also Eiweiße, die Lipide oder Fette, und die Kohlenhydrate oder kurz Zucker.

In Zeiten von Überfluss und einem Überangebot an vielen verarbeiteten Lebensmitteln muss die Zufuhr von diesen sogenannten Hauptnährstoffen ins Verhältnis zu Ihrem Lebensstil und Ihren Vorlieben gesetzt werden. Das ist sowohl für Ihren Verdauungstrakt harmonisch, als auch für Ihre Kalorienbilanz passend. Aber „Das" war früher einfacher – und es konnten kurze klare Antworten gegeben werden. Die Anzahl der Lebensmittel war eher überschaubar und die Portionsgrößen waren kein Problem. Unabhängig ob Fette, Kohlenhydrate oder Proteine – heute machen Sie die schillernde Vielfalt und die ständig zur Verfügung stehenden Angebote angreifbar. Viele Produkte überfordern Ihre normalen Verdauungskapazitäten, insbesondere dann, wenn Sie dauernd snacken und hoch verarbeitete Lebensmittel bevorzugen. Ein Beispiel mag dies verdeutlichen: Ob ein Obststück für Sie verträglich ist, hängt heute viel weniger von der Obstsorte oder seinem Fruktosegehalt ab. Von Bedeutung ist, dass die dazu aufgenommenen Lebensmittel und Lifestylefaktoren bewertet werden, die sich um den Verzehr eines einzelnen Lebensmittels platzieren. So ist die Verdauungsarbeit von einem harmlosen Stück Obst geschwächt, wenn die Portion zu groß oder Sie zu dem Obst einen Saft trinken oder Sie vorweg ein zuckerfreies Kaugummi gekaut haben. Sollte sich zu dieser Kombination noch ein Sprechberuf mit sitzender Tätigkeit und wenig Bewegung gesellen, wären Blähungen und Stuhlgangturbulenzen vorprogrammiert. Nicht, weil Sie eine

Tipp 1
vegetarisch: „Um meine Mahlzeit aus roten Bohnen proteinmäßig zu vervollständigen und aufzuwerten, kombiniere ich Gerichte gerne mit einem Kräuterquark."

Krankheit „ausbrüten", sondern schlichtweg weil die Verdauungskapazitäten durch die unvorteilhafte Auswahl überschritten sind.

Kein Makronährstoff an sich ist hier schlecht oder zu viel, es kommt auf deren Kombination an. Und diese Kombination muss zu Ihren Lebensumständen, zum Beispiel Ihrem Beruf und Bewegungsanteil und zu Ihrem Energiebedarf passen.

Eiweiße – Baustoffe für das Leben

Eiweiße, fachsprachlich Proteine genannt, nehmen im Verdauungsprozess **eine regulierende Funktion** ein, was sie zu einem wichtigen Bestandteil in jeder Magen-Darm-Kost macht. Schon im Mund und Magen bewirken sie die Hormonausschüttungen, die alle nachfolgenden Verdauungsprozesse besser vorbereiten.

An dem Verzehr von Eiweißen müssen wir selten sparen. Grob gefasst können Sie aus den folgenden eiweißliefernden unbehandelten Lebensmitteln Ihren Proteinbedarf decken:

- Hülsenfrüchte (Linse, Bohne, Erbse, Kichererbse, Lupine, Soja)
- Milch und Milchprodukte (frische Sauermilchprodukte, Käse)

Proteine

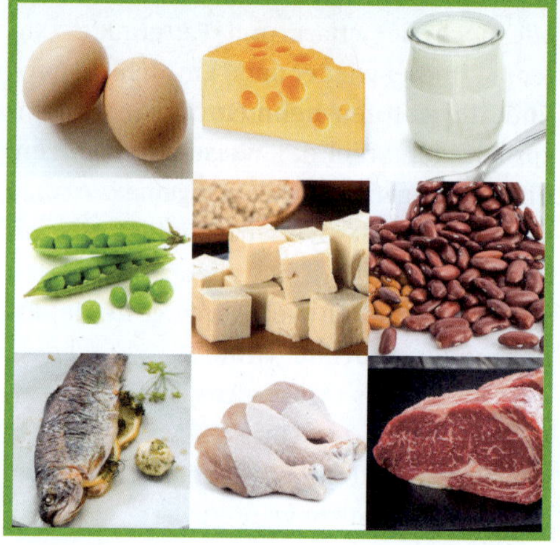

- Eier
- Fisch
- Rotes Fleisch und Geflügel

Proteine sind mehr oder weniger große Einheiten, die aus sogenannten Aminosäuren bestehen. Einige Aminosäuren sind essenziell, also lebensnotwendig, und müssen mit der Nahrung aufgenommen werden, da sie der Körper nicht selbst herstellen kann. Die Qualität der Proteine ist, je nach Ursprung aus tierischen oder pflanzlichen Quellen, unterschiedlich. Zudem kann Eiweiß nur sehr begrenzt gespeichert werden. Deshalb zäh-

Tipp 2
vegan: „Die tägliche Portion Hülsenfrüchte in warmer Zubereitung oder als Aufstrich ist unerlässlich. Dabei wechsele ich pro Tag die Hülsenfruchtart und kombiniere sie mit anderen Eiweißquellen. Ich koche gerne eine Gemüsepfanne mit Kichererbsen, denen ich Pinienkerne zugebe. Oder ich kombiniere rote Linsen mit Erdnüssen zu einem Aufstrich. Lecker sind auch Gerichte aus roten Bohnen, die ich mit Kartoffeln und Walnüssen anrichte."

len die Proteine zu den Grundnährstoffen. Sie sind wesentlicher Baubestandteil für eine Vielzahl von Zellen, für Hormone, Enzyme und alles, was der Körper tagtäglich neu auf- und abbaut.

Aufgenommen werden diese Stoffe im oberen Dünndarm. Idealerweise kommen sie dort – durch die Magentätigkeit – gut vorverdaut an. Eine längere Magenverweildauer ist fast immer mit einer besseren Vorverdauung des Speisebreis gleichzusetzen.

Durch eine gezielte Kombination von verschiedenen Eiweißquellen, so zum Beispiel pflanzlich – pflanzlich, tierisch – pflanzlich, tierisch – tierisch, können Sie eine hohe Eiweißqualität erreichen, sodass auch kleine

So können Sie den Eiweißgehalt von Speisen einschätzen

100 G LEBENSMITTEL (IM DURCHSCHNITT)	PORTIONSGRÖSSE	EIWEISSGEHALT/ 100 G	EIWEISSGEHALT/ PORTION
Hülsenfrucht	60 g	~ 20 g	~ 12 g
Ei	ein Ei (60 g)	~ 12,4 g	~ 7,5 g
Quark, Bratenaufschnitt	80–120 g	~ 10–15 g	~ 8–18 g
Fleisch	150–170 g	~ 25 g	~ 30–35 g
Fisch	80–120 g	~ 15–21 g	~ 11–20 g
Hart- und Schnittkäse	30–60 g	~ 17–35 g	~ 5,4–20 g
Nudeln	90–120 g	~ 4,5–13 g	~ 4,05–15,5 g
Vollkornbrot	1 Scheibe (40 g)	~ 6–8,5 g	~ 2,4–3,4 g
Weißbrot	1 Scheibe (40 g)	~ 8–10 g	~ 3,2–4 g
Kartoffeln	120 g	~ 2 g	~ 2,5 g

→ Proteinwertigkeit: Fixe Küchenhilfe

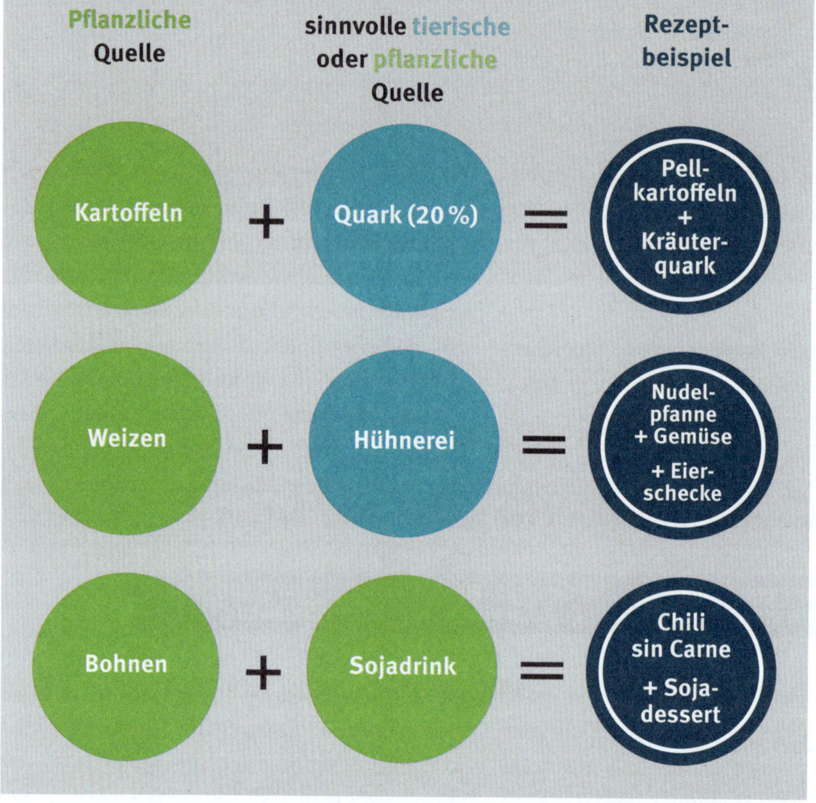

verzehrte Mengen von Ihrem Körper optimal verwertet werden können.

Der Gesamteiweißbedarf pro Tag richtet sich vor allem nach dem Alter, der Muskelmasse und Ihrer körperlichen Aktivität. Wie viel Eiweiß Sie tagtäglich verzehren sollten, ist von verschiedenen Faktoren abhängig. Denn der **Eiweißbedarf** Ihres Körpers richtet sich auch nach der bevorzugten Eiweißquelle, die Sie gewählt haben. Wenn Sie Lebensmittel tierischen Ursprungs bevorzugen, also Eier, Milchprodukte, Fisch, rotes Fleisch oder Geflügel, dann kann Ihr Körper diese vielfältiger verwerten und Sie benöti-

Tipp 3
milchfrei: „Meine Tochter muss aufgrund einer Milcheiweißallergie auf sämtliche Milchprodukte verzichten. Um trotzdem eine gute Proteinqualität für ihr Wachstum zu gewährleisten, kombiniere ich calciumangereicherte Milchersatzprodukte mit Ölsaaten. So entsteht ein Gemüsekuchen mit Cashewkernen, den ich mit Tofu oder Hafersahne abschmecke."

gen weniger an Menge. Sinnvoll ist es, Eiweißquellen möglichst aus tierischem und pflanzlichem Ursprung zu kombinieren.

Sofern Sie als Grundernährung über einen längeren Zeitraum eine **vegetarische oder vegane Lebensweise** oder den generellen Verzicht auf Gluten bevorzugen, lohnt sich die kritische Überprüfung des Ernährungsmusters, da viele Lebensmittel ausgeschlossen werden, die eine effektive Aminosäurenzufuhr sicherstellen.

Anders als bei Fetten und Kohlenhydraten gibt es nach heutigem Kenntnisstand keinen Nachweis für eine schädigende Wirkung bei einem Verzehr von hohen Proteinmengen bei gesunden Menschen. Allerdings ist der Blick pro Mahlzeit wichtig. Denn auch Proteinisolate (Seitan, Erbsenproteinisolat, Molkepulver, Eiweißshakes) müssen dem Verdauungsprozess zugänglich gemacht werden. Zudem ist mit einer deutlich erhöhten Eiweißzufuhr pro Tag von mehr als 1,4 Gramm pro Kilogramm Körpergewicht kein positiver physiologischer Effekt verbunden, auch weil während der Abbauprozesse von Aminosäuren harnpflichtige Stoffwechselprodukte entstehen, die energieaufwendig ausgeschieden werden müssen.

Im Küchenalltag, wenn Sie für Menschen mit Magen-Darm-Beschwerden verträgliche Gerichte zubereiten wollen, können Sie sich das viel einfacher machen: Sie entscheiden zunächst, welche **Proteinquellen** (Hülsenfrüchte, Fisch, Fleisch, Eier, Milch- oder Milchprodukte) heute auf den Teller kommen sollen, und dann entscheiden Sie sich für eine sinnvolle Kombination, woraus sich die Menge ergibt.

Denken Sie daran: Die Kombination der Eiweißquellen bestimmt deren Qualität – man spricht hier von einer sogenannten Ergänzungswirkung – und letztlich auch die notwendige Menge, die Sie von der Portion idealerweise essen müssen.

Fette: Ölwechsel ist angesagt!

Fette, auch Lipide genannt, sind lebensnotwendig. Sie sind mit neun Kalorien pro Gramm der wichtigste Energielieferant. Dies hat auch ihren ehemals schlechten Ruf ausgemacht.

Stolperfalle bei den Fetten ist die Tatsache, dass es sichtbare und versteckte Fette gibt. **Sichtbare Fette** sind beispielsweise Streichfette oder Öle zum Zubereiten der Mahlzeiten. Für das ungeübte Auge ist aber Menge und Qualität des verborgenen Fettes vielfach nicht gut einzuschätzen. Diese **versteckten Fette** essen Sie mit Avocados, Nüssen, Ölsaaten, Käse, Wurst, Ei, Fleisch und Fisch.

Die Erfahrung in der Praxis zeigt, dass Fette entweder bei Betroffenen mit Bauchsymptomen zu streng mit einem Verbot belegt werden und somit der Verdauungsbrei eher zu fettarm zubereitet wird. Meist fehlt der Blick auf die verschiedenen Fettqualitäten, was häufig bei Verzehr von gebackenen oder panierten Zubereitungen – oder Getreidesnackprodukten – zu ungünstigen Kombinationen führt (siehe Speiseöle und Streichfette → Seite 141).

Unser Organismus und insbesondere unsere Verdauung bevorzugt unterschiedliche Fettqualitäten. **Ideal ist – ähnlich wie bei den Proteinen – eine gute Mischung: ein steter „Ölwechsel" sozusagen.**

Es gibt vielfältige Klassifikationen für Fette in der Ernährung, die jedoch nicht immer hilfreich für die Einschätzung der Verdaulichkeit sind. So kann ein Zuviel an mehrfach ungesättigten Fettsäuren bei Betroffenen zu einer beschleunigten Gallensteinbildung oder zu viele gesättigte Fettsäuren pro Portion zu weichen sturzartigen Stuhlentleerungen führen (siehe Fisch → Seite 154; siehe Speiseöle und Streichfette → Seite 141).

Fette

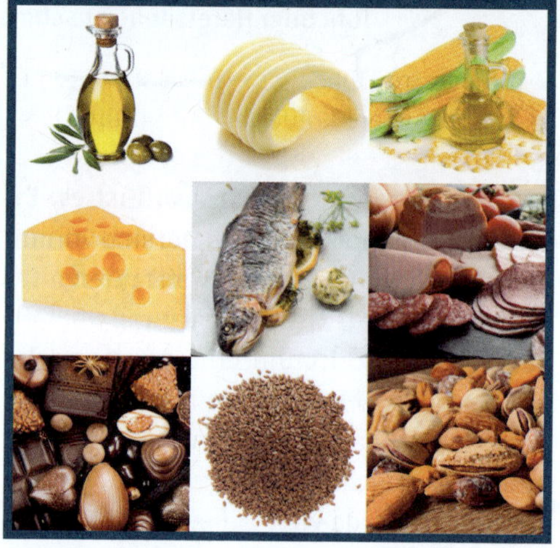

Ein Zuwenig an Fetten – unabhängig von ihrer Herkunft oder Qualität – führt zu einem Ungleichgewicht bei der Aufnahme von vielen Nährstoffen, da die hormonelle Regulation und Ausschüttung beziehungsweise Bereitstellung von Enzymen nur bedingt gewährleistet ist. Das hat Folgen für den Weitertransport und die Geschwindigkeit, mit der der Speisebrei im Dünndarm verarbeitet wird. Aber eine fettarme Kost ist für Betroffene von Magen-Darm-Symptomen selten sinnvoll.

Kohlenhydrate: Von Massen und Maßen

Kohlenhydrate

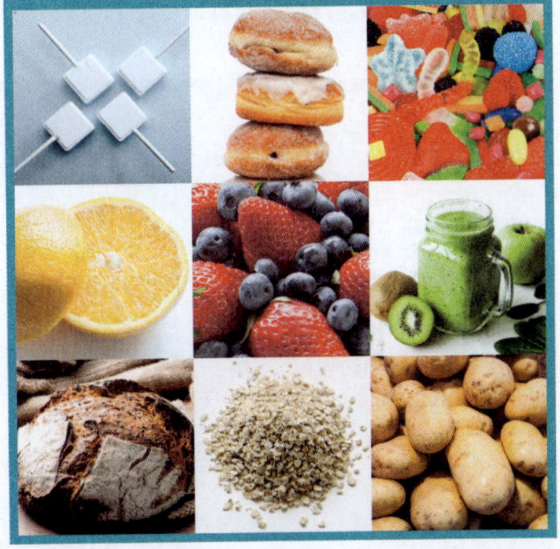

Wir leben im Überfluss – insbesondere bezogen auf unsere Kohlenhydratzufuhr. Überall „lauern“ Lebensmittel, die leicht verdauliche Stärke oder direkt kleinere Zuckermoleküle enthalten. Kohlenhydrate sind vorrangig kurzfristige Energielieferanten für unseren Körper und sie laden in vielerlei Angeboten zum Naschen oder schnellen Snack ein. Wenn aber wenig verbrannt wird, weil wir uns immer weniger intensiv bewegen, benötigen wir auch weniger Brennstoff ... Deshalb muss jeder Zucker erst einmal „verdient“ werden. Ansonsten kann der Körper sich auch aus anderen Quellen eigenständig mit Energie versorgen.

Somit ist der Bedarf Ihres Organismus an Kohlenhydraten von Ihren jeweiligen Lebensumständen abhängig. Wenn sie verdauungsphysiologisch sinnvoll ausgewählt werden, kommen angemessene Portionsgrößen an Kohlenhydraten zum größten Teil aus pflanzlicher Stärke. Ideale Hauptquellen sind daher Hülsenfrüchte, Kartoffeln und Vollkorngetreide.

Während des Verdauungsprozesses werden die großen Stärkemoleküle, also die Vielfachzucker oder auch Polysaccharide, Stück für Stück zerkleinert, sodass der Grundbaustein der Stärke, die Glukose, also Einzelzucker oder Monosaccharid, freigelegt wird. Ob Sie ein gutes Vollkornbrot essen oder eine kleine Tüte Gummibärchen naschen – das ist der Verdauung so gut wie egal, denn Zuckermolekül bleibt Zuckermolekül. Häufig ist es daher effektiver und ratsamer, auf die zweite Scheibe Brot oder die große Portion Müsli zu verzichten, anstatt sich die kleine Nascherei zu versagen. Wichtig ist, dass zu große Zuckermengen nicht auf einmal in Ihren Darm kommen. Essen Sie zum Beispiel Nudeln mit Ketchup ohne andere Beilagen, wäre dies ein wahres „Zuckerfest“ für die Darmbakterien, das mit Gasbildung und einem trägen Verdauungsbauch quittiert würde, da außer Zucker keine wertgebenden Inhaltsstoffe ab Mitte des Dünndarms übrig bleiben. Ändern

Makronährstoffe in naturbelassenen Lebensmitteln

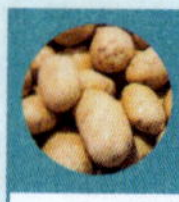

KOHLEN-HYDRATE

- Getreide und Getreideprodukte einschließlich Brot, Reis, Nudeln
- Getreideprodukte und daraus hergestellte Produkte
- Obst und daraus hergestellte Speisen
- Säfte und Getränke
- Kartoffeln
- Hülsenfrüchte
- Zucker und Süßungsmittel

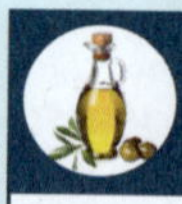

FETTE

- Nüsse und Ölsaaten
- Öle
- Butter und Streichfette
- Avocado
- Milch- und Milchprodukte
- nicht sichtbare Fette in Lebensmitteln: in Käse, Wurst, Fleisch, Fisch

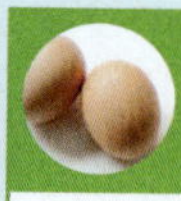

PROTEINE

- Hülsenfrüchte
- Kartoffeln
- Milch- und Milchprodukte
- Eier
- Fisch
- rotes Fleisch
- Huhn und anderes Geflügel
- Nüsse und Ölsaaten

können Sie dies, indem Sie zu den Nudeln einige Tomaten, einen Tomaten-Gumbo oder ein Tomaten-Paprika-Gemüse essen.

Ein Blick auf eine kluge Kombination in einer Mahlzeit ist stets wesentlich, um die Beschwerden in Schach zu halten.

So sieht meine Zufuhr an Makronährstoffen derzeit aus

Nachdem Sie nun wissen, welche Lebensmittel zu welchem Hauptnährstoff gehören, ordnen Sie einmal die Lebensmittel, die Sie essen, diesen Gruppen zu und betrachten Sie dabei, wie oft Sie diese Lebensmittel essen:

Check: Meine Bestandsaufnahme

MEINE ZUFUHR AN …	DIESE LEBENSMITTEL ESSE ICH …		
	VIEL ODER HÄUFIG ODER IN GROSSEN PORTIONEN	GELEGENTLICH ODER IN MITTELGROSSEN PORTIONEN	SELTEN ODER IN KLEINEN PORTIONEN
Kohlenhydraten 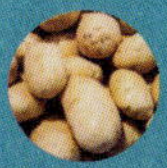			
Fetten 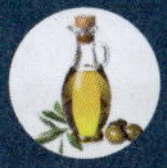			
Proteinen 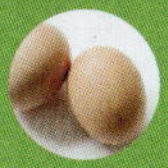			

Ergebnis

KOHLENHYDRATQUELLEN	JA	NEIN
Steht das Marmeladenbrot in den vorderen Spalten?		
Finden sich Weißmehlbrot- und Backwaren in den vorderen Spalten?		
Stehen Obst und Obstzubereitungen in der ersten Spalte?		
Befinden sich Nudeln/Reis in den vorderen beiden Spalten?		
Stehen Süßwaren, Schokolade in der mittleren Spalte?		
Ist der Fruchtjoghurt/Fruchtquarkzubereitung in der ersten Spalte?		
Steht der Fruchtsaft, die Fruchtsaftschorle in der ersten Spalte?		
Sind Kartoffeln in der letzten Spalte?		
SUMME Kohlenhydrate		

FETTQUELLEN	JA	NEIN
Stehen Nussnougataufstriche in den vorderen Spalten?		
Sind Wurst und Geflügelfleischzubereitungen in den vorderen Spalten?		
Ist Käse oder Frischkäse in der ersten oder der mittleren Spalte?		
Steht die Butter in der ersten Spalte?		
Stehen Süßwaren, Schokolade in der mittleren Spalte?		
Befinden sich die Nüsse in der letzten Spalte?		
SUMME Fett		

PROTEINQUELLEN	JA	NEIN
Stehen Fleisch und Wurst in den vorderen Spalten?		
Ist die Trinkmilch in der ersten Spalte?		
Sind Käse, Käseaufschnitt oder Frischkäse in der ersten oder der letzten Spalte?		
Steht das Ei in der letzten Spalte?		
Befinden sich die Hülsenfrüchte in der letzten Spalte?		
SUMME Protein		

AUSWERTUNG

Wenn Sie dreimal mit JA geantwortet haben, sollten Sie das vorherige Kapitel noch einmal genau lesen und für sich nach Alternativen suchen. Konkrete Lebensmittelbeispiele finden Sie hier: Darmlupe → Seite 116

Mehr als dreimal JA bei KOHLENHYDRATEN:

→ Dann lohnt es sich, in den Kapiteln
Kohlenhydrate → Seite 103
Ballaststoffe → Seite 107 und
bei den Lebensmittelgruppen
Obst → Seite 134
Süßwaren → Seite 162
nach Alternativen und Auswegen zu suchen.

Mehr als dreimal JA bei FETTQUELLEN:

→ Dann lohnt es sich, im Kapitel
Fett → Seite 101 und
bei den Lebensmittelgruppen
Nüsse und Ölsaaten → Seite 140
Speiseöle und Streichfette → Seite 141
nach Qualitäten und Kombinationen zu suchen.

Mehr als dreimal JA bei PROTEINQUELLEN:

→ Dann lohnt es sich, im Kapitel
Eiweiß → Seite 98 und
bei den Lebensmittelgruppen
Hülsenfrüchte → Seite 132
Ei → Seite 152
Fisch → Seite 154
nach Alternativen und Ergänzungen zu suchen.

Ballaststoffe: Keineswegs nur Ballast!

Ballaststoffe sind essbare sogenannte Kohlenhydratpolymere, also nicht giftige – aber auch nicht verdauliche Nahrungsbestandteile. Diese Strukturen pflanzlichen Ursprungs können aus natürlichen Lebensmittelrohstoffen entstammen oder synthetisch hergestellt werden. Der Gehalt an Ballaststoffen unterscheidet sich sehr deutlich bei den verschiedenen Gemüse-, Nuss- oder Getreidearten. Auch die gewählten Analysemethoden, Sortenunterschiede und klimatische Einflüsse beeinflussen den gemessenen Gehalt an Ballaststoffen, sodass man manchmal sehr unterschiedliche Angaben findet.

GUT ZU WISSEN

- **Hoher Gehalt an Ballaststoffen (15 g/100 g)**
  Getrocknete Hülsenfrüchte, Hafer- und Weizenkleie sowie Flohsamenschalen
- **Mittlere Gehalte (6–15 g/100 g)**
  Vollkornprodukte (auch einige glutenfreie Sorten), Trockenfrüchte und Nüsse
- **Geringere Gehalte (< 6 g/100 g)**
  Stärkearme Gemüse wie Brokkoli, Blumenkohl, Möhren und Obst

Von Schwämmchen und Stöckchen

Funktion und Wasserbindungsvermögen von verschiedenen Ballaststoffen

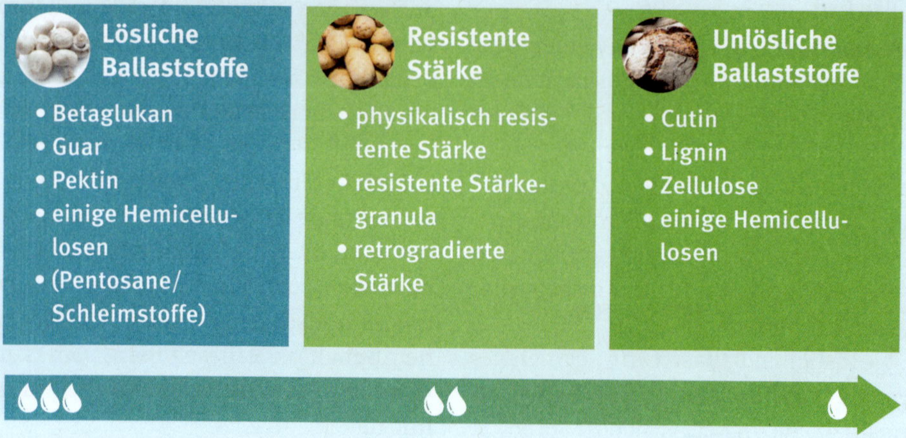
Lösliche Ballaststoffe
• Betaglukan
• Guar
• Pektin
• einige Hemicellulosen
• (Pentosane/Schleimstoffe)
Resistente Stärke
• physikalisch resistente Stärke
• resistente Stärkegranula
• retrogradierte Stärke
Unlösliche Ballaststoffe
• Cutin
• Lignin
• Zellulose
• einige Hemicellulosen

Unabhängig von ihrem Ursprung aus einem bestimmten Lebensmittel sind alle Ballaststoffe nicht durch körpereigene menschliche Enzyme aufspaltbar. Lange Zeit galten sie deshalb als „Ballast", als unbrauchbar ... Das ist überholt. Heute spricht man von ihnen als „präbiotische Faktoren" in unserer Nahrung, also von Bestandteilen, die das Leben unterstützen. Und tatsächlich – gerade Menschen mit gastrointestinalen Beschwerden benötigen diese Ballaststoffe regelmäßig und in einer großen Vielfalt.

Denn wo Makro- und Mikronährstoffe eine definierte biochemische Funktion im Stoffwechsel einnehmen, unterliegt den Ballaststoffen ein grundsätzlich anderes Wirkprinzip. **Sie wirken im Darm in erster Linie durch physikalische und physiologische Eigenschaften.** Und diese können sich vornehmlich lokal, also direkt an und in Organnähe in den verschiedenen Abschnitten des Magen-Darm-Trakts auswirken. Erst ihre Abbauprodukte beeinflussen dann den gesamten Organismus.

Wichtig ist also nicht nur, die Ballaststoffzufuhr insgesamt zu bewerten, sondern vor allem den einzelnen **Ballaststoffqualitäten** den geeigneten Fokus zu geben, da sie jeweils eine andere wertgebende Funktion für ihre Verdauung erfüllen.

Ballaststoffe sind eine sehr heterogene Gruppe, nicht nur in ihrer Herkunft, sondern auch hinsichtlich ihrer Wirkung. Damit Sie die verschiedenartigen Ballaststoffe passgenau zur Abhilfe möglicher Beschwerden einsetzen können, ist für Sie die folgende Einteilung hilfreich, da Sie daraus auch konkrete Lebensmittelbeispiele für Ihren Speiseplan ableiten können:

Die löslichen Ballaststoffe übernehmen eher eine **Quellfunktion** in Ihrem Gastrointestinaltrakt. Sie können ein hohes Maß an Viskosität erzeugen, mithelfen, Gase abzutransportieren und die Geschwindigkeit, mit der der Speisebrei den Verdauungskanal durchläuft, beeinflussen. **Unlösliche Ballaststoffe** dienen dagegen eher als **„Füllstoff"** und auch als Taktgeber in Ihrem Verdauungstrakt.

Lösliche Ballaststoffe: Die Schwämmchen

Zu den löslichen Ballaststoffen gehören verschiedenste Strukturen wie Alginate, Frukto-Oligosaccharide, Guar, Inulin, Pektin, Pflanzengummis, resistente Stärke und Samenschleime. Welche Lebensmittel viele lösliche Ballaststoffe enthalten, lesen Sie auf Seite 111.

Wie der Name schon sagt, können diese Nahrungsbestandteile in Lösung gehen und dabei eine Funktion wie ein Schwamm ausüben: Während ihres Transports im Verdauungskanal lagern sie, je nach Zahl und Anordnung von Seitenketten, ein Vielfaches an Wasser ein. Daher werden sie häufig auch als **Quellstoffe** bezeichnet, die die Konsistenz des Speisebreis beeinflussen. So können sie bereits im Magen Gele bilden, Magensäure aufnehmen und abpuffern und eine schützende Funktion auf die Magenschleimhäute ausüben. Ideal für empfindsame Bäuche. Auch Gase werden im Verlauf der Verdauung von den Gelen gebunden und dadurch besser abtransportiert, was möglichen Gasansammlungen, die schmerzhaft wären, oder Blähungen vorbeugt.

Durch die Einwirkung von Enzymen werden lösliche Ballaststoffe zwar nicht resorptionsfähig, aber sie verändern ihre Struktur. Das hat positive Auswirkungen auf ihre Löslichkeit, die in einem sehr hohen Wasserbindungsvermögen mündet. Dadurch bekommt der Speisebrei eine bessere Beweglichkeit oder Viskosität, die ihm durch den gesamten Verdauungstrakt hilft, sodass weiche Stühle, aber auch feste Stühle eine bessere Konsistenz erreichen. Zudem werden aufgrund ihres Quellvermögens weniger kräftige physikalische Reize an die Darmwand abgegeben, sodass die Vorwärtsbewegung weniger schwallartig als bei unlöslichen Ballaststoffen erfolgt. Das hat zur Folge, dass auch Schmerzbetroffene von einer ausreichenden Zufuhr an löslichen Ballaststoffen oder sogar einer zusätzlichen Gabe profitieren können.

Dieses frühe Aufquellen und „Verschleimen" der löslichen Ballaststoffstrukturen – es findet bereits meist im Magen statt – bewirkt, dass der Speisebrei gleichmäßiger in den Dünndarm überführt wird, wodurch sich zu kräftige Vorwärtsbewegungen und Blutzuckerspitzen auffangen lassen. Im Dünndarm ist dadurch die Mineralstoffaufnahme durch den intensiveren längeren Kontakt mit der Schleimhaut erhöht. Die Konsistenzänderung des Speisebreis bewirkt zudem, dass die Gase direkt an die Dünndarmwand gelangen, von wo aus sie ins Blut kommen und anschließend aus der Lunge abgeatmet werden können.

Diese **Schwämmchenfunktion**, die im Zuge der Viskositätsänderung entsteht, verbessert auch die Verträglichkeit von Einzel- und Doppelzuckern wie Fruktose und Laktose, da der Speisebrei einen längeren Kontakt mit der Dünndarmwand hat und insgesamt langsamer durch den Dünndarm wandert. So wird beispielsweise eine größere Portion Apfelmus, also sehr viel Fruktose, mit Haferflocken, die die Ballaststoffe Betaglukane mitbringen, sehr viel darmverträglicher, als wenn Sie das Apfelmus mit einer Scheibe Weißbrot zusammen verzehren.

Trotzdem gelangen auch lösliche Ballaststoffe weitestgehend ungespalten und nicht resorbiert in den Dickdarm, dem Ort der Wasserrückresorption. Im Verlauf ihres Weitertransports im Colon werden sie nun von physiologischen Bakterien durch einen enzymatischen Abbau teilweise verstoffwechselt. Durch diese Fermentation verlieren die löslichen Ballaststoffe ihre Wasserbindungskapazität und geben das vorher gebundene Wasser im Dickdarm wieder ab. Dieser meist erwünschte Effekt führt dazu, dass, je nach Kostzusammensetzung, die **Stuhlkonsistenz im Colon gleitfähig** bleibt.

Beim Abbau der löslichen Ballaststoffe durch die Bakterien im Colon entstehen unter anderem sogenannte kurzkettige Fettsäuren. Diese sind ein sehr wichtiges Nährsubstrat für die Darmschleimhautzellen und unterstützen damit die Reparatur von geschädigten Darmzellen. Nachweislich verbessern sie die Schleimhautfunktion. Und gerade die kurzkettigen Fettsäuren sind wichtige Stoffwechselprodukte, die die Darm-Hirn-Achse und die Stoffwechselaktivität von Leber und Bauchspeicheldrüse positiv beeinflussen. Sie verdienen daher Ihr besonderes Augenmerk (siehe Reizdarmsyndrom → Seite 81).

Gleichzeitig säuern sie den Speisebrei an. Ein säuerlicher pH-Wert im Darm ist eine wesentliche Voraussetzung für ein schützendes, physiologisches Miteinander im Mikrobiom. Lösliche Ballaststoffe führen als gutes

Meine Lebensmittel mit löslichen Ballaststoffen

LÖSLICHE BALLASTSTOFFE

Ballaststoff	Quellen	Meine derzeitigen Lebensmittel aus diesen Quellen:
Betaglukan	in Hafer und Gerste; in geringeren Anteilen in Roggen und Weizen	
Guar	nur als hydrolysiertes reines Pulver im Handel – hilfreich bei weichen Stühlen	
Pektin	in Obst mit hohem Frischgewicht: Äpfel, Beerenobst, Pflaumen, Quitten	
	eher wenig in Gemüse Möhre, Kohlsorten, Soja, Tomate (nicht in Getreide)	
	in Apfelpektin, als Pulver im Handel (E440) – hilfreich bei weichen Stühlen	
Inulin	in einigen Gemüsesorten: Artischocken, Chicoree, Pastinaken, Spargel, Schwarzwurzel, Topinambur und in kleinen Mengen auch in Hülsenfrüchten und Weizen	
Einige Hemicellulosen (Pentosane/Schleimstoffe))	Gemüse, Keimlings- und Nichtrandbestandteile, in Roggen, insbesondere Roggenvollkorn, weniger in Weizen	

„Futter“, so lässt sich ihre präbiotische Funktion auch benennen, zu einer Erhöhung der Bakterienzellmasse im Dickdarm um bis zu 30 Prozent. Das hat einen günstigen Effekt auf die Menge und Konsistenz des Stuhls.

Sonderfall: Resistente Stärke

Wie der Name schon sagt, sind dies Pflanzenbestandteile, die überwiegend unverändert den Dickdarm erreichen, da die Enzyme zum Abbau fehlen. Man schätzt, dass von der aufgenommenen Stärke – je nach Vorbehandlung des Lebensmittels – circa zehn Prozent unverändert in den Dickdarm gelangen. Hier wird die resistente Stärke bakteriell zersetzt, da sie den Darmbakterien als energielieferndes Substrat dient. Von besonderer Bedeutung für Magen-Darm-Betroffene ist lediglich die retrogradierte Stärke (siehe Abbildung). Bei deutlichen Auffälligkeiten nach dem Verzehr von Brot, obwohl es sich nur um kleine Portionsgrößen handelt, kann durch Toasten die Verträglichkeit gesteigert werden, weil sich dadurch resistente Stärke ausbilden kann.

Unlösliche Ballaststoffe: Die Stöckchen

Diese Funktionsbestandteile in der täglichen Nahrung kann das menschliche Verdauungssystem nicht aufspalten. Sie können weder durch die Enzyme im Dünndarm noch durch die Mikrobiota im Dickdarm für den Menschen verfügbar gemacht werden.

Lebensmittelursprung von resistenter Stärke

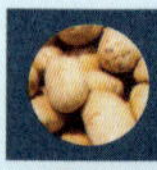

Resistente Stärke

physikalisch resistente Stärke	resistente Stärkegranula	retrogradierte Stärke
• grob geschrotetes Getreide	• unreife Bananen • unerhitzte Kartoffeln oder nicht ausreichend gewässerte und gegarte Hülsenfrüchte	• getoastetes Brot • gekochte und abgekühlte Nudeln und Kartoffeln

Lebensmittelursprung der verschiedenen unlöslichen Ballaststoffe

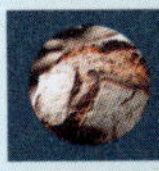

Unlösliche Ballaststoffe

Cutin	Lignin	Zellulose	einige Hemicellulosen
• Wachsschicht vieler Pflanzen	• Zellwände (höhere Werte in wasserärmeren Gemüse- und Getreidesorten)	• Zellwände von Gemüsen, Hülsenfrüchten, Vollkorn • Hafer und Weizenkleie	• Randbestandteile von Weizen, Gerste, Roggen oder als Isolat im Handel

Im Wesentlichen handelt es sich um Holz und Zellulosefasern (Lignin, Cellulose) aus eher wasserarmen Getreide- und Gemüsesorten.

Aber sie sind ganz und gar nicht nutzlos für die Verdauung: Ihre Faserstruktur bedingt, dass sie meist länger und intensiver gekaut werden. So nehmen sie Einfluss auf die Hormonausschüttung, die für die Darmperistaltik und die Entstehung des Hungergefühls wichtig sind. Im Magen bewirken sie eine längere Verweildauer, die mit einer vermehrten Magensaftsekretion verbunden ist, womit eine wünschenswerte intensivere Vorverdauung auch der restlichen verzehrten Nahrungsbestandteile erreicht wird. Je nach verzehrter Portionsgröße kann der Fülleffekt der unlöslichen Ballaststoffe im Magen zu einer (erwünschten) Verringerung der Nahrungsaufnahme führen.

Im Vergleich zu den löslichen Ballaststoffen, die mit bis zu 25 Milliliter pro Gramm eine sehr hohe Wasserbindungskapazität haben, können die unlöslichen Ballaststoffe nur circa vier Milliliter pro Gramm binden. Lignin bindet kein Wasser. Anders als die löslichen Ballaststoffe geben die unlöslichen Ballaststoffe aufgrund ihrer Struktureigenschaften das wenige gebundene Wasser im gesamten Verdauungsprozess auch nicht mehr ab. Sie bleiben als Strukturbestandteil bestehen, nehmen viel Platz im Darm ein und haben daher eher eine Füllfunktion – wie kleine „Stöckchen“.

→ **TIPP**

Weizenkleie benötigt viel Flüssigkeit!
Aufgrund des hohen Anteils an unlöslichen Ballaststoffen muss bei der Einnahme von isolierten Weizenkleieprodukten zwingend auf eine ausreichende Flüssigkeitszufuhr geachtet werden, da der Stuhl aufgrund der hohen Wasserrückresorption des Dickdarms und Colons ansonsten unverhältnismäßig eingedickt würde.

Aufgrund ihrer chemischen Struktur, die einen Fülleffekt hat, **erhöhen** diese Nahrungsbestandteile in allen nachfolgenden Darmabschnitten **die Darmbewegungen und das schubweise Vorwärtsschieben,** die sogenannte **Propulsion.** Somit führen unlösliche Ballaststoffe sowohl im Dünndarm als auch im Dickdarm – je nach Menge und Portionsgröße – üblicherweise zu einer Verkürzung der Passagezeiten im Darm. Das ist nicht immer wünschenswert. Gerade von Blähungen

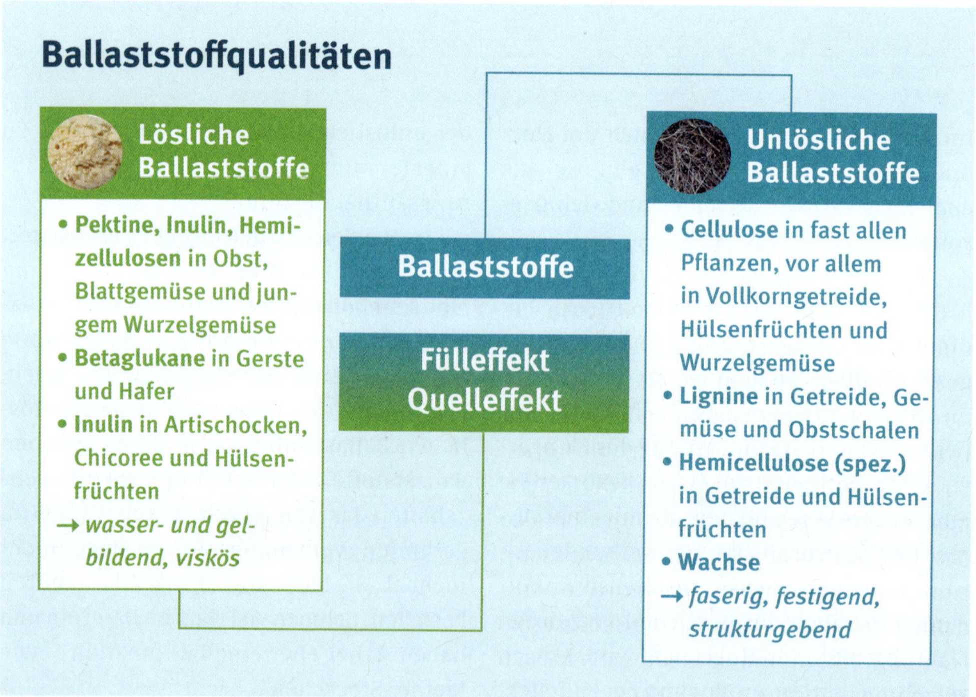

Ballaststoffgehalt (pro Portion)

Davon will ich mehr essen … — **Ich wähle**

Ballaststoffgehalt	Ich wähle
unter 1 g: Gurken, Reis, Tomaten, Stärke	
1–3 g: Kartoffeln, Obst, Vollkornreis	
3–5 g: Beeren, Fenchel, Karotten gegart, Kohlrabi, Paprika, Porree, Sellerie, Wurzel- und Knollengemüse	
5–10 g: Rotkohl, Rote Bete, Wirsing, Blumenkohl, Brokkoli, Weißkohl, Fenchel, Möhre roh, Knollensellerie, verzehrfertige Hülsenfrüchte, Nüsse und Ölsaaten, Vollkornbrote aus Dinkel, Hafer	
10–15 g: Kidneybohnen, Vollkornnudeln, Vollkorngerste, Vollkornroggen, Vollkornweizen	

oder Meteorismus (Blähbauch) Betroffene profitieren eher von einem größeren Anteil an löslichen Ballaststoffen in ihrer Nahrung und sollten den Anteil an Lebensmitteln, die unlösliche Ballaststoffe liefern, überprüfen und eher niedrig halten.

Andererseits kann der veränderte Verzehr von Ballaststoffen zugunsten der unlöslichen Strukturanteile für Betroffene von langsamen, stockenden Verdauungsprozessen, also eher beschwerlichen Stuhlentleerungen mit zu wenig Stuhlmenge, eine sinnvolle Maßnahme darstellen. Wasserarme Gemüsesorten und Vollkornprodukte bleiben in diesem Zusammenhang die erste Wahl.

→ **TIPP**

Wenn Sie beim Lesen dieses Kapitels festgestellt haben, dass Ihre Ballaststoffaufnahme erhöht werden sollte, dann gehen Sie dabei schrittweise vor. Beginnen Sie erst einmal damit, mehr geeignete Gemüsesorten zu verzehren – und vermeiden Sie Getreideprodukte aus reiner Kleie. Die Prozesse in Ihrem Magen-Darm-Trakt benötigen etwas Zeit, um sich an dieses veränderte Nahrungsangebot zu gewöhnen.

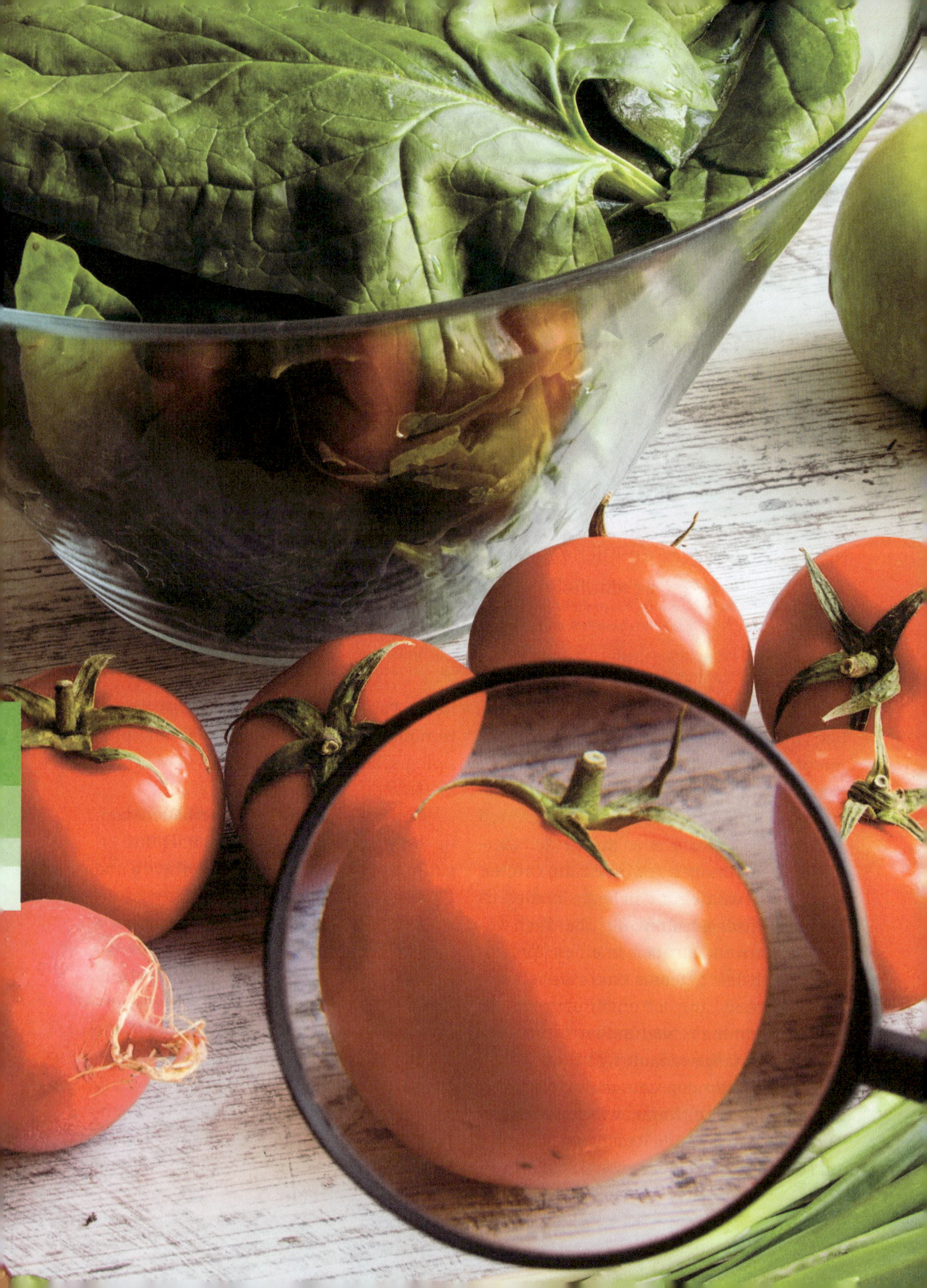

Die Darmlupe: Wie verträglich ist welches Lebensmittel?

Spätestens wenn der Bauch länger als drei Monate deutliche Symptome zeigt, wird der Ruf nach einer leicht verdaulichen Kost laut. Doch was heißt das eigentlich?

Früher galten Speisen als „leicht verdaulich", die in übersichtlichen Portionen angereicht wurden und die je nachdem, welches Organ betroffen war, Rücksicht auf die fehlende Funktionseigenschaft nahmen.

Daraus ist heute eine Kultur der Meidungsempfehlungen geworden. Im Großen und Ganzen werden in den heute kursierenden Empfehlungen sinnvolle, aber auch weniger effektive Ratschläge in einen Topf geworfen. Mit dem Ergebnis, dass eine Verbotskost entstehen kann, die ernährungsphysiologisch nicht mehr begründbar ist und das Risiko von Mangelernährung in sich birgt.

Kein Wunder also, dass man in gängigen medizinischen Leitlinien, wie zum Beispiel bei Erkrankungen der Bauchspeicheldrüse und der Leber, wieder weg von solchen sinnfreien Pauschalempfehlungen und hin zu vernünftigen sinngebenden ernährungsphysiologischen Empfehlungen mit Maß und Ziel kommt.

Holen Sie sich hier im Zweifel rechtzeitig Profis an die Seite, die sich über Ihre Ernährungsgewohnheiten, Ihre Vorlieben und Wünsche informieren (siehe Adressen → Seite 197). Mit der Abfrage Ihrer Symptome und in Kenntnis der vorliegenden Arztberichte werden zertifizierte Ernährungsfachkräfte dann eine individuelle, an Ihren Symptomen orientierte Kost gestalten. Gerade wenn bei Ihnen krank machende Ursachen ausgeschlossen sind, ist die Chance groß, dass durch die Veränderung von Essgewohnheiten und Lebensmittelauswahl eine Besserung erreicht werden kann. Denn das Aus-

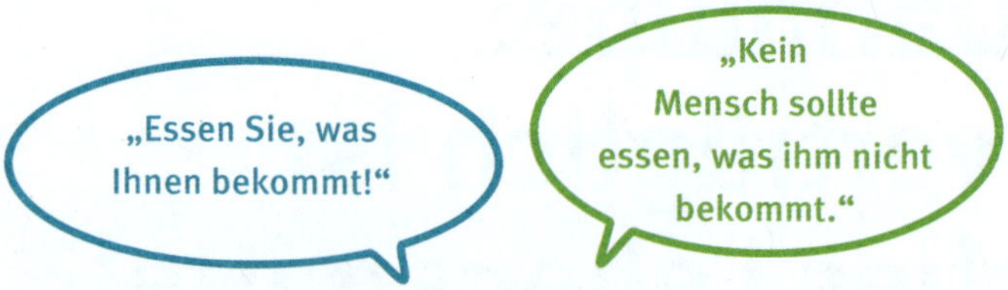
„Essen Sie, was Ihnen bekommt!“
„Kein Mensch sollte essen, was ihm nicht bekommt.“

schalten einer möglichen Fehlernährung, die Wahl einer anderen Kombination von Lebensmittelgruppen oder das Hinzunehmen einer kleinen, bisher vernachlässigten Lebensmittelgruppe vermag viele Befindlichkeitsstörungen im Magen-Darm-Trakt nachhaltig zu verbessern.

Und vieles davon liegt in Ihrer Hand. Es gibt genügend Lebensmittel, die auf der Positivliste stehen. Sie sind unbedenklich und erwünscht. Sie tagtäglich zu kombinieren, in attraktiven Zubereitungen auf den Tisch zu bringen, sorgt oft für mehr Ruhe im Verdauungstrakt, schenkt Lebensqualität und bewahrt Sie vor populären Meidungsempfehlungen.

Getränke

Eine geregelte Flüssigkeitszufuhr ist wichtig, keine Frage! Um schnell und effizient die Beschwerden zu reduzieren, sind kalorienfreie Getränke wie Trink- oder Mineralwasser ideal. Ob Säfte, Nektare oder auch Limonaden – die Zufuhr solcher Getränke sorgt bei den meisten Betroffenen mit Magen-Darm-Beschwerden häufig für Turbulenzen in der Verdauungsarbeit.

In einem „guten“ Apfelsaft stecken pro Liter bereits über 100 Gramm fruchteigener Zucker, fast ähnlich viel wie in Limonaden-

GUT ZU WISSEN

Kohlensäure – ja oder nein?

Wissenschaftliche Studien rund um das Reizdarmsyndrom haben versucht, eine Antwort auf diese Frage zu finden. Und alle sind kläglich gescheitert. Ob Sie Leitungswasser oder ein Mineralwasser mit oder ohne Kohlensäure wählen, ist letztlich unerheblich. Wichtiger ist die gleichmäßige Verteilung über den Tag, und dass Ihnen Ihr Getränk schmeckt. Ihr Wohlbefinden mit „Ihrem“ Getränk ist ebenfalls entscheidend. Anreize können dabei Fruchtstücke oder Kräuter oder das Verdünnen mit einem Saft im Verhältnis von 1:5 sein.

Check: Meine Flüssigkeitszufuhr und meine Verteilung

		BEISPIELE FÜR FLÜSSIGKEITS-AUSWAHL	MEINE FLÜSSIGKEITSAUSWAHL	MEINE FLÜSSIGKEITSMENGE (~ 150 ML)
Nach dem Aufstehen	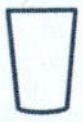	**warmes oder kaltes Trinkwasser**		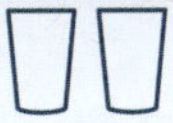
Zum Frühstück	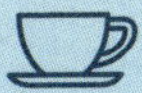	**1–2 Tassen Kaffee, Tee, Früchtetee, Kräutertee**		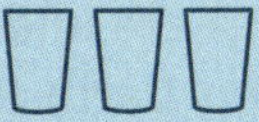
Am Vormittag	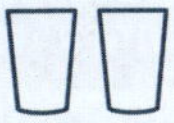	**2 Gläser Trink- oder Mineralwasser**		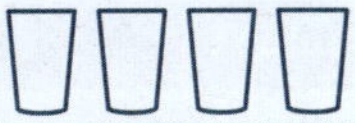
Zum Mittagessen	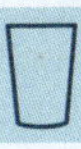	**1–2 Gläser Trink- oder Mineralwasser**		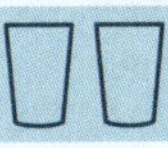
Am Nachmittag		**1–2 Tassen Kaffee, Tee, Früchtetee, Kräutertee**		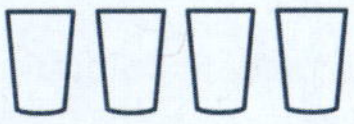
Zum Abendessen	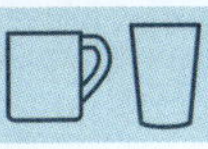	**1 Glas Früchtetee, Kräutertee**		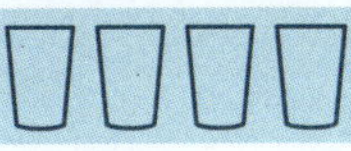
Vor dem Schlafengehen	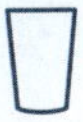	**Trink- oder Mineralwasser, Tee, Früchtetee**		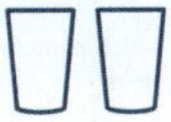

AUSWERTUNG

Die empfohlene durchschnittliche Flüssigkeitszufuhr wird altersabhängig mit 30–35 Milliliter pro Kilogramm Körpergewicht angegeben. So kommen circa 2,0–2,5 Liter Flüssigkeit für eine 70 Kilo schwere Person zustande. Diese Gesamtmenge setzt sich nicht nur aus Flüssigkeiten aus Getränken zusammen, sondern bezieht sich auch auf das Wasser in Lebensmitteln, zum Beispiel aus wasserreichen Obst- und Gemüsesorten oder Suppen. Insgesamt ist diese Zufuhrempfehlung somit von vielen Faktoren abhängig (unter anderem sind das: Alter, Sportart und -umfang, Medikamente, Lebensmittelauswahl).

Ideal für Patienten mit Magen- und Darmbeschwerden ist es, wenn circa 70 Prozent der empfohlenen Gesamtflüssigkeit regelmäßig über den Tag bis zum frühen Abend getrunken wurden. Damit gewährleisten Sie ein gleichmäßiges Anfluten der Flüssigkeit über den Tag, sodass Verdauungsprozesse optimal unterstützt werden können.

Geeignete und weniger geeignete Getränke bei Magen-Darm-Beschwerden

GEEIGNET	IN MAẞEN GEEIGNET	WENIGER GEEIGNET
Leitungswasser Mineralwasser (still oder mit wenig Kohlensäure)	Kaffee, schwarzer Tee Mineralwasser mit viel Kohlensäure	Fruchtsaftschorlen (1:1), Fruchtsaftgetränke
ungesüßte Kräuter- und Früchtetees	Gemüsesäfte in kleinen Mengen (~120–150 ml)	Limonaden, Brausen
	gesüßte Kräuter- und Früchtetees	
	stark verdünnte Fruchtsäfte (1:5 mindestens)	zuckerreduzierte Getränke
	pure Fruchtsäfte in kleinen Mengen (~100–150 ml)	Energydrinks koffeinhaltige Getränke
		Instantgetränke
ALLTAGSTIPPS FÜR GETRÄNKE		
→ kleine Mengen gleichmäßig über den Tag verteilt bevorzugen		→ große Mengen an kalten (kohlensäurereichen) Saft- oder Süßgetränken meiden

„Ich lasse es vorsichtshalber weg, weil man das so sagt!"

„Jedes konsequente Weglassen erhöht das Risiko für eine Mangelernährung."

getränken. Bei Beschwerden im Magen-Darm-Trakt geht es bei der Bewertung nicht um die Kalorien. Trotzdem sollten Sie eher kalorienfreie Getränke wählen, weil Sie dadurch deutlich mehr Spielraum für andere kohlenhydrathaltige Lebensmittel haben. Es entlastet Ihren oberen Dünndarm, wenn Sie auf die schwallartig anflutenden Zucker und Süßungsmittel aus den Getränken verzichten (siehe Leber → Seite 29; Fruktose → Seite 89; zuckerfreie Diäten → Seite 169).

Die wichtigste verdauungsharmonisierende Wirkung hat aber die Verteilung der Flüssigkeit über den Tag. Eine „Druckbetankung", nur um auf die idealen 1,2–1,7 Liter Flüssigkeit pro Tag zu kommen, ist genauso ungünstig, wie zu wenig zu trinken. Daher ist eine Bestandsaufnahme Ihres Trinkverhaltens ratsam (→ Seite 119).

Trinkwasser und natürliches Mineralwasser sind und bleiben eine wichtige Quelle für Mineralstoffe und Spurenelemente. Den Wert Ihres Getränks bestimmen die darin enthaltenen Mineralstoffe. Der Gehalt an Natrium kann dabei den Ausschlag für die Wahl Ihres Getränks geben. Natrium und Chlorid bilden zusammen das Kochsalz. Da die Zufuhr von zu viel Salz zu vermeiden ist, ist es sinnvoll, ein eher natriumarmes Wasser auszuwählen (Natriumangabe < 20 mg/l). Sogenannte Near-water-, Sport-, Fitness- oder Wellnessgetränke sind überwiegend mit Zusatzstoffen (Pflanzenextrakte, aber auch Heilkräuter) und zum Teil erheblichen Mengen an Zucker hergestellt. Hier kann eine Stolperfalle für Betroffene mit Magen-Darm-Beschwerden lauern.

Die Verwendung von **Fruchtsaft, Fruchtnektar oder Fruchtsaftgetränken** sollen Betroffene von Magen-Darm-Beschwerden stets kritisch hinterfragen. Je nach Trinkmenge und Trinkabstand können die teilweise hohen Zuckermengen, insbesondere der Fruchtzucker, Darmbeschwerden Vorschub leisten.

Kalorienreduzierte Erfrischungsgetränke enthalten anstatt Zucker andere Süßungsmittel. Dies können Süßstoffe oder Zuckeraustauschstoffe sein. Zuckeraustauschstoffe reduzieren zwar den Energiegehalt, führen aber eher zu Unverträglichkeiten (siehe Zuckeraustauschstoffe → Seite 164; ohne Zucker → Seite 169).

INFO

In Kaffee ist üblicherweise Koffein, in 100 Millilitern des Heißgetränks sind 80 Milligramm Koffein enthalten. Der Koffeingehalt im Kaffee wird vor allem durch die Kaffeesorte (üblicherweise Arabica oder Robusta) mitbestimmt. Sie nehmen mit einer Tasse Kaffee (150 Milliliter) aus Arabica-Bohnen circa 60 bis 100 Milligramm Koffein auf. Robusta-Bohnen werden für die Verarbeitung in Espresso-Mischungen verwendet, da sie aufgrund ihres niedrigeren Ölgehalts eine stabile Crema ausbilden. In einer Tasse Espresso (30 Milliliter) sind aufgrund der kleineren Portionsgröße entgegen der gängigen Meinung nur 25–30 Milligramm Koffein pro Tasse enthalten.

Wissenschaftliche Studien konnten keinen Beweis vorlegen, dass Koffein an sich zu Magen-Darm-Beschwerden führt. Vielmehr konnte gezeigt werden, dass es wie immer um Portionsgrößen und Essverhalten geht: „Die Menge macht das Gift!" Und daher wird von den Ernährungsfachgesellschaften empfohlen, eine tägliche Einzeldosis von 200 Milligramm Koffein →

Koffeingehalt

KAFFEESORTEN	KOFFEINGEHALT PRO 100 ML	KOFFEINGEHALT IN MG PRO PORTION	EMPFOHLENE TAGESDOSIS PRO PORTION IN %
Filterkaffee, handaufgebrüht, 150 ml	40–66 mg	60–100 mg	15 %–25 %
Filterkaffee, Kaffeemaschine, 150 ml	26,6–60 mg	40–90 mg	10 %–22,5 %
Löslicher Kaffee, 150 ml	40 mg	60 mg	15 %
Entkoffeinierter Kaffee, 150 ml	2 mg	3 mg	0,75 %
Espresso, 25 ml	100–120 mg	25–30 mg	6,25 %–7,5 %
Milchkaffee, 200 ml halb/halb	40–66 mg	40–66 mg	10 %–16,6 %
Cappuccino, 200 ml (40 ml Espresso + 160 ml Milch)	25–30 mg	40–48 mg	10 %–12 %
Latte Macchiato 200 ml (40 ml Espresso + 160 ml Milch)	25–30 mg	40–48 mg	10 %–12 %

nicht zu überschreiten. Und solange Sie diese üblichen Mengen nicht überschreiten, entwässert Koffein auch nicht.
Auch süße Softdrinks wie Cola oder Energydrinks können Koffein enthalten. Der durchschnittliche Koffeingehalt reicht von mindestens 60 bis zu maximal 250 Milligramm Koffein pro Liter. Eine Dose Cola mit 0,33 Millilitern Inhalt hat rund 40 Milligramm Koffein und liegt damit eher im unteren Bereich. Es müssen also deutlich höhere Mengen verzehrt werden, um einen ähnlich hohen Koffeingehalt wie bei dem Genuss einer Tasse Kaffee zu erreichen.
Und übrigens: Selbst in Zartbitterschokolade finden sich je nach Sorte und Kakaogehalt Werte von 15 bis 115 Milligramm Koffein pro Tafel.
Daher achten Sie auf die Gesamtbilanz, falls Ihnen der Verzicht auf einen Espresso oder eine Tasse Kaffee schwerfällt.

Limonaden werden üblicherweise mit Fruchtauszügen, Zucker, Genusssäuren (Apfel-, Wein- oder Zitronensäure) aus Trink- oder Mineralwasser hergestellt. Der Zuckergehalt beträgt ungefähr sieben Prozent und natürliche Farbstoffe dürfen zugesetzt werden, wobei Sie dies am Etikett erkennen können. Wertgebende Zutaten enthalten Limonaden und Brausen nicht. Sie sollten diese Getränke auf ein Minimum reduzieren.

Gemüse

Gemüseverzehr ist die Grundsäule einer darmgesunden Kost im Rahmen einer ausgewogenen Mischkost. **Gemüse** ist eine Sammelbezeichnung für alle essbaren Teile von einjährigen Pflanzen, wobei uns frisches Gemüse das ganze Jahr über zur Verfügung steht. Saisonal wird es Ihnen als frisches Freilandgemüse angeboten. Bei vielen Gemüsesorten ist dann auch eine längere Lagerung möglich: Möhren, Kohlrabi, Kohlrüben oder andere Kohlarten, aber auch Zwiebeln können saisonunabhängig angeboten werden.

In erster Linie geht es für Betroffene von Magen-Darm-Beschwerden darum, die täglich empfohlene Gemüseverzehrmenge nach Möglichkeit zu erreichen, denn aus vielen Untersuchungen lässt sich schließen, dass die meisten Erwachsenen eine ausreichende Gemüsezufuhr von 400 bis 600 Gramm pro Tag nicht erreichen.

Wie sah es gestern bei Ihnen aus? Werten Sie mit dem folgenden Check Ihren persönlichen Gemüseverzehr aus.

Check: Meine Gemüse-Bestandsaufnahme

Mein Gemüseverzehr in den letzten drei Tagen

	Kleine Portion 125 g	Mittlere Portion 250 g	Große Portion 300 g	Riesenportion 400 g
Tag 1	______	______	______	______
Tag 2	______	______	______	______
Tag 3	______	______	______	______

AUSWERTUNG

Hervorragend! › 400 g/Tag an allen drei Tagen!
Liegen Sie an allen drei Tagen über 400 g/Tag? Spitze! Es empfiehlt sich, diese Vielfalt beizubehalten! Lesen Sie in den folgenden Zeilen, warum!

Ok! ~ 400 g/Tag gelegentlich
Liegen Sie an allen drei Tagen nur so circa bei 400 g/Tag und eher darunter? Dann lesen Sie auf den nächsten Seiten, wie Sie ganz leicht, einfach durch eine andere Auswahl, Ihre Menge erhöhen können. Vielleicht findet sich – Ihrer Verdauung zuliebe – auch ein bisher unbekanntes Gemüse, dass Sie gerne ausprobieren möchten?! Nur Mut!

Das kann besser werden! ‹ 400 g/Tag an allen drei Tagen
Liegen Sie an allen drei Tagen unter 400 g/Tag? Dann ist Handlungsbedarf da! Es empfiehlt sich, nicht nur **die Menge zu erhöhen**, sondern auch **die Auswahl zu erweitern**. Lesen Sie auf den nächsten Seiten, wie Ihnen dies gelingen wird.

Kein Mensch beschwert sich über die immer gleiche Brotauswahl ... – Weizen bleibt Weizen – und ob nun als reines Weizenbrot oder als Nudel ... nach dem Verdauen im Magen bleibt es ein Zuckermolekül, das aufgenommen werden will.

Das ist bei Gemüse anders. Die enthaltenen Nährstoffe, vor allem die Ballaststoffqualitäten im Gemüse, sind grundverschieden (siehe Ballaststoffe → Seite 107). Mit Ihrer Gemüseauswahl und deren Portionsgröße können Sie deutlichen Einfluss auf Ihre Beschwerden nehmen. Daher ist Abwechslung und Vielfalt Pflicht!

Ideal ist ein Wechsel bei der Gemüseauswahl und einfache Empfehlungen können den Weg dahin ebnen: Meist liegt es an Gewohnheiten und eingefahrenen Einkaufsstrategien beziehungsweise Kochkünsten, dass wir häufig auf die immer wieder glei-

Wasser- und Ballaststoffgehalt in Gemüse

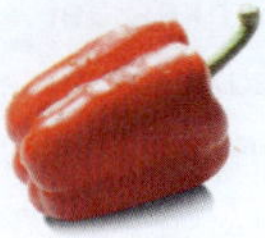	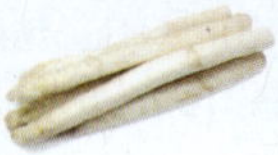	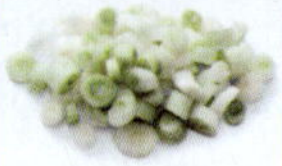	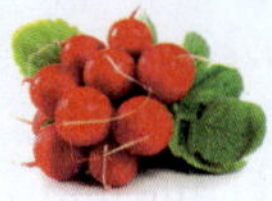	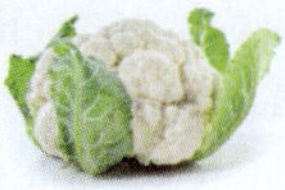	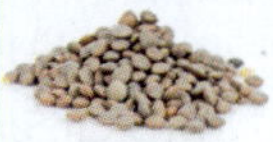
Fruchtgemüse	**Wurzelsprosse**	**Zwiebelgemüse**	**Wurzeln und Knollengemüse**	**Kohlgemüse**	**Hülsenfrüchte (getrocknet)**
Gurke Paprika Kürbis Tomate Zucchini	Spargel	Gemüsezwiebeln Porree Knoblauch	Mairübchen, Möhren, Rettich, Radieschen, Knollensellerie, Bleichsellerie, Rote Bete, Schwarzwurzeln, Fenchel, Meerrettich	Wirsing Weißkohl Rotkohl Spitzkohl Blumenkohl Brokkoli	Bohnen Erbsen Linsen Kichererbsen

hoher Wassergehalt → mittlerer Ballaststoffgehalt → hoher Ballaststoffgehalt chen Gemüsesorten zurückgreifen und selbst die dann irgendwann auf der Strecke bleiben, weil unser Geschmack nicht auf Eintönigkeit steht. Mit Gewohnheiten zu brechen, ist nicht einfach, aber möglich. Um dies zu erreichen, können Sie hier (→ Seite 124) erst einmal Ihre persönliche Gemüsevielfalt zusammenstellen!

→ TIPP

Was ist gerade reif?

Im Internet finden Sie Schaubilder, welches Gemüse im aktuellen Monat gerade saisonal verfügbar ist. Einen Saisonkalender für das ganze Jahr finden Sie unter: www.verbraucherzentrale.de/saisonkalender

Drucken Sie sich die Kalender aus und markieren Sie, welche Gemüsesorten Sie gerne essen, welche Sie nicht mögen und welche Sie probieren möchten.

Der Verzehr von Gemüse bietet Ihrer Verdauung immer eine gute Mischung aus vorrangig löslichen Ballaststoffen und je nach Herkunft, Reifezustand und Sorte auch einen Anteil an unlöslichen Ballaststoffen. Eher von geringer Bedeutung für Bauchpatienten sind die ernährungsphysiologischen Qualitäten, also die Vitaminzufuhr und so weiter, die der Gemüseverzehr aber zweifellos immer beinhaltet. Die Stuhlbildung, der Abtransport der Gase, die im Verdauungstrakt entstehen,

GUT ZU WISSEN

Tiefkühlgemüse

Bei den meisten Tiefkühlgemüsesorten hat sich die Verträglichkeit durch den Einfriervorgang erhöht. Denn zum Beispiel werden Kohlsorten vorab geputzt, zerkleinert und durch den Blanchiervorgang (Überbrühen mit kochendem Wasser) vorhandene Keime und Bakterien verringert. Vor allem die kurze Hitzeeinwirkung und das Tiefgefrieren an sich verändert die Struktur der Zellsubstanzen und erhöht die Verträglichkeit der enthaltenen Ballaststoffe. Außerdem: Tiefgekühltes Gemüse schont Ihr Zeitbudget.

Für die Beurteilung der Nährstoffqualität sind die Lager- und Transportbedingungen von Bedeutung. Tiefgefrorene Gemüsesorten sollen bis zum Zeitpunkt der Abgabe an Verbraucher ununterbrochen bei circa -18 °C oder kälter gelagert werden. Transportieren Sie Tiefkühlkost in einer Kühltasche nach Hause, um starke Temperaturschwankungen zu vermeiden. Weiße oder bräunliche Verfärbungen an gefrorenen Lebensmitteln lassen auf zu starke Temperaturschwankungen beim Transport oder undichte Verpackungen schließen.

Check: Meine Gemüsevielfalt – 5 aus 15!

Unabhängig davon, ob es genau diese Gemüsesorten waren, die in den letzten Tagen oder Wochen bei Ihnen auf den Tisch gekommen sind: Tragen Sie der Reihe nach die Gemüsesorten ein, die Sie mögen und gerne essen. Je mehr Felder Sie ausfüllen können, umso besser!

AUSWERTUNG

5 Gemüsesorten

Hier täte mehr Abwechslung gut! Die fehlende Vielfalt kann zu Nährstoffunregelmäßigkeiten führen. Stöbern Sie auf unserer Internetseite **www.verbraucherzentrale.de/rezepte** und lassen Sie sich inspirieren. Ihre Verdauungsorgane werden es mit weniger Symptomen und deutlich mehr Beschwerdefreiheit quittieren. Zudem bringen Sie Schwung und Abwechslung in mögliche Rezepte, da Sie nicht immer das Gleiche kochen müssen.

6–10 Gemüsesorten

Eine gute Auswahl, die Vielfalt erkennen lässt. Weiter so! Vielleicht können Sie aus den folgenden Anregungen noch die eine oder andere neue Idee mit in Ihrem Speisenplan aufnehmen. Eine breite Gemüseauswahl erhöht die Robustheit Ihres Verdauungstraktes. Er wird weniger anfällig für Fehlverhalten.

11–15 Gemüsesorten

Super! Mit dieser Auswahl können Sie Ihren Speiseplan der Jahreszeit und Ihre verschiedenen Vorlieben der Saison entsprechend anpassen. Das wird Ihren Verdauungstrakt freuen, da Sie – je nach Symptomen – wirklich aussuchen und über Ihre Lebensmittelauswahl für sich sorgen können! Prima. Weiter so!

Check: So beeinflusse ich durch die richtige Gemüseauswahl meine Stuhlmenge!

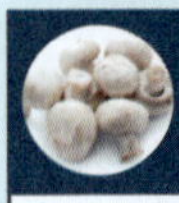 Niedriger Cellulosegehalt	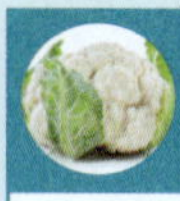 Mittlerer Cellulosegehalt	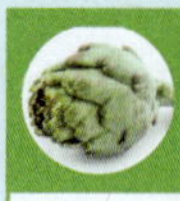 Hoher Cellulosegehalt
• Champignons	• Blumenkohl	• Artischocken
• Minimöhren	• Brokkoli	• Bohnen
• Salatgurken	• Fenchel	• Grünkohl
• Spargel	• Lauch	• Kichererbsen
• Spinat	• Möhren	• Knollensellerie
• Tomate	• Paprika	• Rosenkohl
• Zucchini		• Rotkohl

Gemüse: Bei welchem Symptom welche Sorte?

GEMÜSE UND GEMÜSEPRODUKTE, DIE VERDAUUNGSPROZESSE SYMPTOMORIENTIERT UNTERSTÜTZEN KÖNNEN		
HILFREICH BEI WEICHEN STÜHLEN UND DURCHFALL	HILFREICH BEI SCHMERZEN UND BLÄHUNGEN	HILFREICH BEI VERSTOPFUNG
Brokkoliröschen, Fenchel, Gurke, Kürbis, Möhre, Spargel, Zucchini Blattsalate in kleinen Mengen TK-Ware, passierte pürierte Gemüse und Suppen sind meist besser verträglich	Chinakohl, Fenchel, Gurke, Möhre, Kürbis, gelbe und rote Paprika, rote Bete, Spargel Spitzkohl, Tomate, Zucchini	Bohnen, Blumenkohl, Brokkoli, Champignon, Chicorée, Kohlrabi, Mais, Rosenkohl, Sauerkraut, Sellerie, Spinat, Spitzkohl, Steckrübe, Weißkohl, Wirsing
→ TIPP unverarbeitete TK-Ware und gegarte, eventuell pürierte Gemüsespeisen bevorzugen	→ TIPP unverarbeitete TK-Ware und gegarte Gemüsespeisen mit moderatem Fettgehalt bevorzugen, Roh- und Knabbergemüse statt Blattsalaten	→ TIPP Roh- und Knabbergemüse statt Blattsalaten verzehren, den Gemüseanteil der Mahlzeiten groß halten

GUT ZU WISSEN

Gemüse am Abend gärt nicht!

Entgegen der Wahrnehmung in der Bevölkerung gärt Gemüse im Magen nicht. Dies wird durch die „Säuredusche" (→ Seite 25) verhindert. Aufstoßen oder Unwohlsein ist allerdings möglich, wenn eine Mahlzeit überwiegend aus Blattsalaten besteht. Sie sind vornehmlich wasserreich, enthalten aber nur sehr wenige Ballaststoffe, sodass fast kein Motilitätsreiz im Dünndarm ausgeübt wird. Daher sollten Sie Blattsalate immer mit Rohkost kombinieren.

aber auch die Vorwärtsbewegung oder das Innehalten bei Transportprozessen wird maßgeblich durch die Verzehrmenge und Qualität von Gemüse bestimmt (siehe Ballaststoffe → Seite 107). Daher geht es bei Magen-Darm-Beschwerden häufig um die geeignete Gemüseauswahl und fast immer um eine Anpassung der Mahlzeitenkomponenten, also der passenden Fett- und Proteinbeilagen, die eine Mahlzeit komplettieren müssen, damit die Verdauungsorgane wieder fehlerfreier arbeiten können.

Insbesondere wenn Sie bei der Gemüsebestandsaufnahme (→ Seite 124) zu kleine Verzehrmengen bei sich festgestellt haben, erreichen Sie durch die Bevorzugung von Gemüsesorten mit einem hohen Anteil an Cellulose, dem unlöslichen Ballaststoff, eine effiziente Möglichkeit, um für eine erste Verbesserung zu sorgen. Auch Menschen, die eher zu den „kleinen Essern" zählen, eher unter Obstipation leiden, eher kleine Portionsgrößen und eher zögerlich im gesamten Essverhalten sind, können so für Abhilfe bei den Beschwerden sorgen.

Rohkost ist nicht (nur) Blattsalat!

Unter Rohkost werden Frucht-, Kohl- und Wurzelgemüse verstanden, die auch im roh verzehrten Zustand keine natürlichen Giftstoffe enthalten und daher küchentechnisch ohne Hitzeeinwirkung verzehrfertig zubereitet werden können. Die Auswahl an verträglichen Rohkostgemüsen ist groß: Chinakohl, Chicorée, Gemüsefenchel, Gurken, Paprika, Möhren, Radieschen, Rettich, Stangen- und

Blattsalate aufpeppen!

2/3 ROHKOST	1/3 BLATTSALAT	PROTEIN/ FETTANTEIL
Tomaten	Endivien	Ei (wachsweich gekocht)
Orangenfilets	Feldsalat	Pinienkerne
Radieschen	Kopfsalat	Sahne-Dillsoße
gelbe Paprika	Eichblattsalat	gekochter Schinken

GUT ZU WISSEN

Blattsalate werden überbewertet!

Zu den Salaten und Blattgemüsen zählen alle blattartigen Pflanzenteile, die meist in sehr kurzen Vegetationszeiten wachsen. Sie werden roh verzehrt und zu ihnen gehören Chicorée, Eichblattsalat, Eisbergsalat, Endiviensalat (Escariol, Frisée), Feldsalat, Gartenkresse, Kopfsalat, Lollo (Rosso/Bionda), Mangold, Radicchio, Romano (Römersalat), Rucola (Rauke) und Spinat.
Einige wenige verfügen zwar über nennenswerte Mengen an Nährstoffen (Feldsalat/Folat) oder auch sekundäre Pflanzenstoffe, aber eine deutlich wertgebende Verdauungsfunktion üben wasserreiche Blattsalate nicht aus. Denn sie haben keine Füll- oder Volumenfunktion im Magen.
Übrigens: Aufgrund der hohen Nitratmengen von (insbesondere Gewächshaussalat wie zum Beispiel Eisbergsalat und Spinat) empfiehlt es sich, Blattsalate immer mit einer Rohkost zu kombinieren.

Knollensellerie, Tomaten und Zucchini zählen unter anderem dazu.

Oftmals wird bei einer Umstellung auf eine darmgesunde Kost der Anteil an Rohkost zu schnell erhöht. Bei Verzehr von Rohkost überlassen Sie Ihrem Verdauungstrakt die ganze Arbeit. Je nachdem, wie geschwächt und ungeübt Ihr System ist, kann das zu Beschwerden führen. Idealerweise lassen Sie es daher langsam angehen. Wenn der tägliche Gemüseverzehr an gegarten und vorgefertigten Gemüsen bereits regelmäßig über 250 bis 300 Gramm pro Tag liegt, kann auch der Rohkostanteil bei empfindsamen Bäuchen problemlos erhöht werden.

→ TIPP

Für empfindsame Bäuche

Verzichten Sie auf abgepackte Rohkost und Blattsalate. Da diese Produkte hauptsächlich roh verzehrt werden, ist eine strikte Einhaltung der Hygieneregeln wichtig. Durch die Anschnitte, Zerkleinerung und nachfolgende Lagerung ist eine höhere Keimbelastung möglich. In Untersuchungen wird bei über einem Drittel dieser Waren eine auffällige Keimbelastung festgestellt. Diese wäre zwar nicht krank machend, würde aber ein angegriffenes Verdauungssystem zusätzlich schwächen.

Check: Gemüse – das ist mir wichtig!

Ideale Gemüsemenge	Verzehrte Gemüseart	Verwendete Gemüsevielfalt
• 150–200 g pro Portion • mindestens 2 Mahlzeiten pro Tag	• Bevorzugung ballaststoffreicher Gemüsesorten • Kombination von nur wasserhaltigen Gemüsesorten mit geeigneteren Sorten	• Wechsel von Frucht-, Kohl-, Wurzel und Zwiebelgemüsen

Die optimale Telleraufteilung

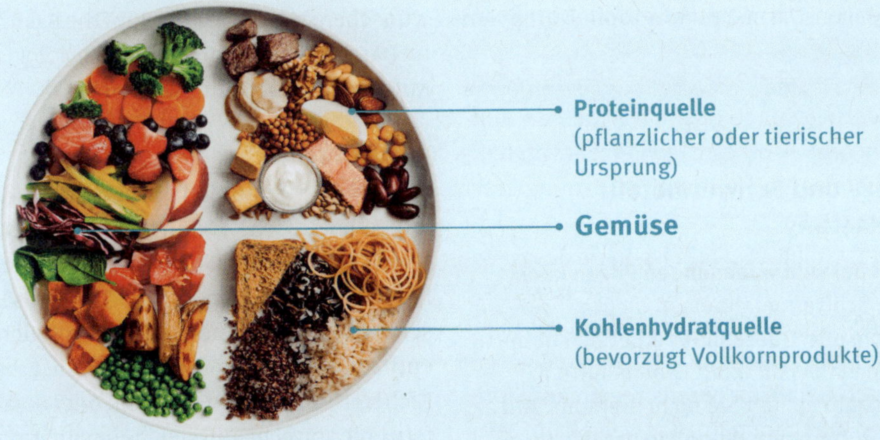

Das Zusammenspiel von verschiedenen Enzymen und die Eigenbeweglichkeit im Darm wird vornehmlich durch physikalische und chemische Reize mithilfe des Speisebreis ausgelöst. Das kann eine Mahlzeit, die „nur aus Blattsalaten" besteht, nicht leisten. Kombinieren Sie Rohkost mit Blattsalaten – so unterstützen Sie die Verdauungsfunktion im Dünndarm deutlich besser.

Pilze

Frische Pilze bestehen zu 90 Prozent aus Wasser und haben maximal drei Prozent Protein. Sie können blähend wirken, da sie im rohen Zustand eine Kohlenhydratverbindung enthalten, die nicht enzymatisch aufgespalten werden kann. Diese Eigenschaften machen sie nicht zum idealen Gemüse für Betroffene mit Magen-Darm-Beschwerden. Durch den hohen Wassergehalt verderben sie rasch und müssen kurzfristig verzehrt werden. Vor dem Verzehr müssen sie daher stets kühl und luftig gelagert werden.

> GUT ZU WISSEN
>
> **Pilze und Schwermetallbelastung**
>
> Nur bei **wild wachsenden** Pilzen kann die Schwermetallbelastung über Cadmium und Quecksilber erheblich höher sein als bei anderen Lebensmitteln. Deshalb sollten Sie nicht mehr als 200 bis 250 Gramm **Wildpilze** pro Woche verzehren.

Kräuter

Im Vergleich zu den Pilzen sind frische Gartenkräuter für empfindsame Bäuche sehr wertvoll. Ob essbare Blüten oder zarte frische Triebe oder Blätter, die meisten Kräuter können fein geschnitten eine verdauungsfördernde Wirkung übernehmen. Allein durch ihre Geruchs- und Geschmackswirkung intensivieren sie den Speichel- und Magensaftfluss. Gerbstoffe, Flavonoide oder auch schwefelhaltige Substanzen in Estragon, Kresse, Petersilie, Sauerampfer oder Schnittlauch wirken antibakteriell. Das heißt, sie nehmen wünschenswerten Einfluss auf die Bakterien im Darm und unterstützen das physiologische Miteinander im Darmmikrobiom.

Hülsenfrüchte

Die Hülsenfrüchte sind eine große und vielfältige botanische Familie. Bei der küchentechnischen Verwendung werden nur die reifen getrockneten Samen und Schoten als Hülsenfrüchte bezeichnet, die in den Früchten enthalten sind. Getrocknete Bohnen, Erbsen, Kichererbsen, Linsen, Lupinen oder Soja liefern eine abwechslungsreiche, qualitativ gute Eiweißquelle. Dazu kommen beachtliche Mengen an Mineralstoffen und Spurenele-

Quell- und Garzeiten verschiedener Hülsenfrüchte

HÜLSENFRÜCHTE (JE NACH GRÖSSE)	QUELLZEIT IN STUNDEN	GARZEIT IN MINUTEN
Bohnen	etwa 12	60–90
Sojabohnen	etwa 12	90
Erbsen, halb, geschält	keine	45–60
Erbsen, ganz, ungeschält	etwa 12	60–90
Kichererbsen	etwa 12	90–120
Linsen (Beluga-, Berg-, Puy-)	keine	30–45
Rote Linsen	keine	10–15

menten, zum Teil auch Fett, aber das Beste für Betroffene mit Magen-Darm-Beschwerden sind die guten Ballaststoffqualitäten (siehe Ballaststoffe → Seite 107). Daher ist ein fast täglicher Verzehr anzuraten.

Die Verträglichkeit und die Verdaulichkeit der verschiedenen Hülsenfrüchte entscheidet sich beim Einweich- und Kochvorgang. Durch sachgemäßes Einweichen und Kochen werden Enzym-Inhibitoren, Lektine und Saponine, in den Hülsenfrüchten enthaltene verdauungsbeeinflussende Substanzen, deutlich reduziert. Deshalb sind ausreichend lange Garzeiten auch wichtig für die Verträglichkeit.

Zu häufig wird die Einweichdauer verkürzt oder gar das Einweichwasser mit verwendet. Hülsenfrüchte verdienen ihre Zeit und belohnen gute küchentechnische Vorbereitung und einen ausreichend langen Kochprozess durch gute Bekömmlichkeit und Verträglichkeit.

Wenn Sie sich aufgrund Ihrer Symptome bisher noch nicht an Hülsenfrüchte herangetraut haben, beginnen Sie zuerst mit Linsen, Lupine oder Soja. Sie sind durch ihren vergleichsweise höheren Anteil an Eiweiß leichter verdaulich als die anderen Hülsenfrüchte. Da Linsen kleiner sind, benötigen sie auch weniger Kochzeit.

Wenn Sie Hülsenfrüchte zubereiten, sollten Sie sie als Proteinbeilage wählen und immer ein Gemüse dazu servieren. Dann kann auch der zum Teil hohe Stärkegehalt von Kichererbsen oder Bohnen Ihre Verdauung nicht negativ beeinflussen. Denn die

GUT ZU WISSEN

Omas Weisheiten haben heute noch Bestand

Bei den meisten Hülsenfrüchten gilt nach wie vor zwingend die Regel, das Einweichwasser **und** das Kochwasser zu verwerfen.
Heute wissen wir um eine Vielzahl von beeinträchtigenden Inhaltsstoffen. Zum Teil lassen sich diese bereits durch den Einweichprozess, andere Stoffe aber erst durch Hitzeeinwirkung zerstören. Sicherheitshalber verwerfen Sie daher bei Bohnen, Erbsen und Kichererbsen das Einweichwasser **und** das Kochwasser. Die einzige Ausnahme sind Linsen. Hier bedarf es weder des Einweichens noch des Verwerfens von Kochwasser.

in allen Hülsenfrüchten enthaltenen Oligosaccharide könnten bei ungeübten Bäuchen eine Gasbildung verursachen, können aber durch die Gemüseballaststoffe besser abtransportiert werden. Einer übermäßigen Gasbildung nach Verzehr von Hülsenfrüchten wirken Sie durch eine ausreichende Gemüseportion (Die optimale Telleraufteilung → Seite 131) und ausreichende Kochzeiten entgegen.

Von der Anzucht und dem Verzehr von Keimlingen sollten Sie als von Magen-Darm-Symptomen betroffene Person aufgrund der möglichen Keimbelastung und der schnellen Verderblichkeit lieber Vorsicht walten lassen und Abstand nehmen.

Obst

Es ist weniger der Gehalt an Vitaminen und Mineralstoffen, die den gesundheitlichen Wert einer Obstsorte ausmachen, sondern vielmehr der hohe Wassergehalt. Zusammen mit den verschiedenen Ballaststoffqualitäten stellen die meisten Obstsorten eine wertvolle „Magenfüllkomponente" im Speiseplan dar.

Auch mit kleinen Portionen Obst erzielen Sie eine effektive Zufuhr an löslichen Ballaststoffen, die die Verdauungsfunktion der Bakterien im Dickdarm unterstützen.

Überprüfen Sie daher auch Ihren Obstkonsum und Ihre Auswahl! Lassen Sie das Potenzial, das frisches Obst für einen beschwerdefreien Bauch leisten kann, nicht ungenutzt.

Bei Obst ist es entscheidender als bei Gemüse, auf die Portionsgröße und „die Begleitung" zu achten. Auch wenn es meist das Etikett „gesund" bekommt, lohnt sich die Kontrolle der Menge und der Auswahl der bevorzugten Obstsorten. Denn erst einmal liefert Obst Wasser, die enthaltenen Ballaststoffmengen pro Portion sind im Vergleich zum Gemüse eher niedrig.

Dafür enthält Obst aber leicht verdauliche Kohlenhydrate. Deshalb profitieren Bauchpatienten davon, das Obst zu „verpacken". Essen Sie zum Beispiel zum Apfel auch ein paar

Check: Meine Obst-Bestandsaufnahme

Mein Frischobstverzehr in den letzten drei Tagen

	125 g (eine große Mandarine ohne Schale)	180 g (ein mittelgroßer Apfel)	250 g (eine Orange ohne Schale)
Tag 1	______	______	______
Tag 2	______	______	______
Tag 3	______	______	______

AUSWERTUNG

Ok! › 300 g/Tag an allen drei Tagen!

Liegen Sie an allen drei Tagen (deutlich) über 300 g/Tag? **Dann besteht Kontrollbedarf!**

Gegebenenfalls nehmen Sie zu wenig Gemüse zu sich, was auch bedeuten kann, dass Sie sich insgesamt mehr unerwünschte hohe Zuckermengen zuführen (siehe Fruktosemalabsorption → Seite 89; Kohlenhydrate → Seite 103).

Hervorragend! ~ 180–250 g/Tag an allen drei Tagen

Liegen Sie an allen drei Tagen circa bei 200 g/Tag? Prima!

Wenn Sie jetzt auch noch die Obstsorten wechseln, sind Sie prima aufgestellt! **Weiter so!**

Das kann besser werden! ‹ 150 g/Tag an allen drei Tagen

Liegen Sie an allen drei Tagen unter 150 g/Tag?

Dann ist Kontrollbedarf da!

Es empfiehlt sich, nicht nur die **Menge zu kontrollieren**, sondern auch die **Auswahl zu erweitern**. Lesen Sie in den nächsten Zeilen, wie Ihnen dies gelingen kann.

GUT ZU WISSEN

Ein Wort zu Obstkonserven

Das wichtigste Qualitätsmerkmal ist bei Obstkonserven der zugesetzte Zucker. Versteckt hinter Begriffen wie „leicht gezuckert“ (Zuckergehalt 14 Prozent), „gezuckert“ (Zuckergehalt je nach Fruchtsorte bis zu 18 Prozent), und „stark gezuckert“ (Zuckergehalt je nach Fruchtsorte bis zu 20 Prozent) verbergen sich teilweise erhebliche Mengen an zugesetzten Einfach- oder Zweifachzuckern, um das Produkt haltbar und farblich attraktiv herzustellen. Da Sie heute quer durch das Jahr mit verschiedenen frischen Obstsorten versorgt werden, sollte die Verwendung von Obstkonserven – gerade bei Verdauungsbeschwerden – die Ausnahme bleiben (siehe „zuckerfrei – zuckerarm“ → Seite 169).

Nüsse oder den Pfirsich zusammen mit einer kleinen Portion Quark (zum Beispiel 80–120 g mit 20 Prozent Fett), verändern Sie die Zufuhr an Hauptnährstoffen zueinander zugunsten Ihrer Verdauungsleistung. Sowohl Nüsse, die viel Fett enthalten als auch der proteinhaltige Quark verlängern die Magen- und Dünndarmverweildauer. Vor allem durch die veränderte Viskosität aufgrund der löslichen Ballaststoffe erhöht sich die Kontaktzeit des Speisebreis an der Dünndarmzotte. Enzyme und Aufnahmeprozesse haben mehr Zeit, den Speisebolus „vorzubereiten“, wodurch die Verträglichkeit verbessert wird.

Allerdings nimmt der Reifegrad der Früchte erheblichen Einfluss auf die Ballaststoffqualität. Und dieses Phänomen wiederum sollten sich Bauchpatienten zunutze machen: Ein frischer baumgepflückter Apfel ist fest, sauer und enthält wenig Pektin. Mit zunehmender Reife wandeln sich die unlöslichen Bestandteile in den Zellwänden in lösliche Pektine und die besser verdauliche Hemicellulose, auch Pentosane genannt, um. Die Schale und das Fruchtfleisch werden weicher, weil sich die Zellen durch die andere

GUT ZU WISSEN

Merkmale, die auf unreifes und eher schlecht verträgliches Obst hinweisen

- weiße Kerne bei Steinobst
- am Stein haftendes Fruchtfleisch bei Steinobst
- fehlendes Aroma – insbesondere bei Erdbeeren
- stark empfundener Säuregehalt bei Zitrusfrüchten
- sehr hartes und wenig aromatisches Fruchtfleisch

Check: Meine Obstvielfalt – 3 aus 9!

Unabhängig davon, ob es genau diese Obstsorten waren, die in den letzten Tagen oder Wochen bei Ihnen auf den Tisch gekommen sind: Tragen Sie der Reihe nach die Obstsorten ein, die Sie mögen und gerne essen. Je mehr Felder Sie ausfüllen können, umso besser!

AUSWERTUNG

3 Obstsorten

Hier gibt es zu wenig Abwechslung. Die nicht vorhandene Vielfalt kann zu Nährstoffunregelmäßigkeiten führen. Stöbern Sie auf www.verbraucherzentrale.de/saisonkalender und lassen Sie sich inspirieren. Ihre Verdauungsorgane werden es mit weniger Symptomen und deutlich mehr Beschwerdefreiheit quittieren.

4–6 Obstsorten

Das ist eine gute Auswahl, die Vielfalt erkennen lässt. Weiter so! Vielleicht können Sie aus den folgenden Anregungen noch die eine oder andere neue Idee mit in ihrem Speiseplan aufnehmen. Eine breite Obstauswahl erhöht die Möglichkeit, saisonal angepasst einzukaufen. Damit haben Sie eine bessere Kontrolle über den Reifegrad von Obstsorten und machen sich unabhängiger von Importen.

7–9 Obstsorten

Super! Hier kann der Jahreszeit entsprechend eingekauft werden, Sie können Ihre verschiedenen Vorlieben der Saison anpassen. Das wird Ihren Verdauungstrakt freuen, da Sie – je nach Symptomen wirklich aussuchen und Ihre Lebensmittelauswahl anpassen können! Prima. Weiter so!

Obst: Bei welchem Symptom welche Sorte?

OBSTSORTEN, DIE VERDAUUNGSPROZESSE SYMPTOMORIENTIERT UNTERSTÜTZEN KÖNNEN		
HILFREICH BEI WEICHEN STÜHLEN UND DURCHFALL	HILFREICH BEI SCHMERZEN UND BLÄHUNGEN	HILFREICH BEI VERSTOPFUNG
frische Aprikosen, Banane, Blaubeeren, Himbeeren, geriebener Apfel	Ananas, Aprikose, Banane, Kiwi, Melone, Nektarine, Papaya, Pfirsich	Ananas, Apfelmus, Birne, Brombeeren, Pfirsich, Kiwi, Kirschen, Mango, Melone, Weintrauben, Zitrusfrüchte
→ TIPP Achten Sie auf die Portionsgrößen (maximal 125 g) Idealerweise kombinieren Sie die Obstsorte mit einem Fett- oder Eiweißanteil. Verzichten Sie auf Trockenobst.	→ TIPP Nicht mehr als eine Portion Obst (125–140 g) pro Tag! Kombinieren Sie die Obstsorte mit Fett oder einem Proteinanteil. Verzichten Sie auf Trockenobst.	→ TIPP Bevorzugen Sie wasserreiche oder ballaststoffhaltige Obstsorten. 30 g Trockenobst sind eine gute Ergänzung, wenn frisches Obst fehlt.

Struktur nun gegeneinander verschieben lassen. Das Ergebnis ist, dass der Apfel zwar zunehmend mehlig werden kann, der höhere Pektingehalt aber eine wertgebende Komponente für Ihre im Darm ansässigen Bakterien wird. Auch in anderen Früchten finden solche Umbauprozesse statt, daher sollten Sie bei einem empfindlichen Magen-Darm-Trakt stets reife Obstsorten bevorzugen.

Viel zu häufig aber geht der Griff von Betroffenen mit Magen-Darm-Beschwerden zu Obstsalaten, Grützen und hoch verarbeiteten Obstprodukten. Zumeist stecken in diesen Verarbeitungsformen von Obst unerwartet hohe Zuckermengen, die die Verdauungskapazitäten dann erst recht überfordern:

- gezuckerte Fruchtriegel
- Obstzubereitung in Milchmischerzeugnissen
- fertige Fruchtsoßen
- gebackene Müslis
- Getreideriegel

Insbesondere wenn die Kennzeichnung „mit weniger Zucker“ erfolgt, werden häufig Süßungsmittel verwendet, die erst recht Verdauungsturbulenzen auslösen (siehe zuckerfreie Diäten → Seite 169 ff.).

Sie suchen weitere Anregungen? Schauen Sie mal in unseren Obstsaisonkalender und lassen Sie sich inspirieren!

→ **TIPP**

Was ist gerade reif?

Im Internet finden Sie Schaubilder, welches Obst im aktuellen Monat gerade saisonal verfügbar ist. Einen Saisonkalender für das ganze Jahr finden Sie unter: www.verbraucherzentrale.de/saisonkalender
Drucken Sie sich die Kalender aus und markieren Sie, welche Obstsorten Sie mögen, welche Sie nicht mögen und welche Sie probieren möchten.

GUT ZU WISSEN

Im Obst befindliche sekundäre Pflanzenstoffe und Säuren unterstützen die Verdauungsprozesse

Viele wissenschaftliche Studien belegen mittlerweile die gesundheitsfördernde Wirkung von Obstinhaltsstoffen. Neben der protektiven Wirkung bezogen auf Herz-Kreislauf-Erkrankungen unterstützen sie verschiedene Prozesse im Dünn- und Dickdarm. Die im Obst enthaltenen Fruchtsäuren regen den Appetit und die Bildung von Verdauungsenzymen im oberen Dünndarm an. Farb- und Bitterstoffe erhöhen den Speichelfluss und steigern dadurch die Verdauungsbereitschaft nachfolgender Organe. In Stein- und Kernobst befindet sich vorrangig Apfelsäure und in Beerenobst und Südfrüchten lässt sich Zitronensäure nachweisen. Beide Säuren übernehmen zudem eine leicht bakterizide Wirkung und helfen so dabei, langfristig ein gesundes Miteinander der Darmbakterien zu sichern.

Check: Obst – das ist mir wichtig!

Ideale Obstmenge	Verwendete Obstzubereitung	Kombination der Obstsorten
• 125 g pro Portion • nicht mehr als 1 bis 2 Mahlzeiten pro Tag	• frische Obst- und Beerenobstsorten bevorzugen • verarbeitete Obstzubereitungen auf Zutaten und Kohlenhydratgehalt überprüfen	Bei größeren Obstportionen: • Zugabe von frischen Sauermilchprodukten • Kombination mit Nüssen oder Ölsaaten andenken

→ Wichtig: Stets die gesamte Zuckermenge überprüfen!

Trockenobst

Trockenobstsorten werden aus frischem Obst hergestellt. Verschiedene Trocknungsprozesse stellen eine längere Haltbarkeit sicher. Manche Inhaltsstoffe liegen dann in konzentrierter Form vor, wodurch der Geschmack sehr intensiv wird. In kleinen Mengen genossen (25–40 g/Tag) ist Trockenobst eine gute Bereicherung für das Süßen von Speisen, da es neben dem Fruchtzucker auch lösliche und unlösliche Ballaststoffe enthält und den Verdauungsprozess unterstützen kann.

Doch Vorsicht: Erhebliche Zuckermengen pro Portion können Ihre Verdauung aus dem Tritt bringen.

Nüsse und Ölsaaten

Nüsse und Ölsaaten sind ein unverzichtbarer Bestandteil in einer darmschonenden Kost. Durch den Trocknungsprozess weisen Nüsse und Ölsaaten einen geringen Wassergehalt auf, aber je nach Nusssorte einen sehr hohen Gehalt an Fett oder auch an hochwertigem Eiweiß. Und genau das macht sie zur idealen unverzichtbaren Ergänzung für die tägliche Speisenzubereitung, wobei moderate Mengen (circa 50–75 g/Tag für einen normalgewichtigen Erwachsenen) auf jeden Fall verzehrt werden sollten.

Bauchpatienten können durch diese Lebensmittelgruppe kohlenhydratreiche Mahlzeiten entschärfen und verträglicher zubereiten. Die Fruktose in einem Obstsalat wird deutlich besser aufgenommen, wenn Sie Mandeln oder Paranüsse dazugeben, da sie dann langsamer am Dünndarm anflutet. Wasserreiche Gemüsespeisen sättigen länger, wenn sie zum Beispiel mit Cashew- oder Pinienkernen zubereitet werden, da die Verweildauer im Magen dann länger ist.

Meine Wahl aus dem Nüsse- und Ölsaatensortiment

NÜSSE/ÖLSAATEN		
HILFREICH BEI WEICHEN STÜHLEN	HILFREICH BEI BLÄHUNGEN UND SCHMERZEN	HILFREICH BEI VERSTOPFUNG
Cashewkerne, Mandelmehl, Sesamsaat, Pinienkerne	Kürbiskerne, Mohn, Nüsse (alle Sorten), Mandeln	Kürbiskerne, Mohn, Nüsse (alle Sorten), Mandeln, Leinsamenschrot
→ TIPP Bevorzugt zerkleinert (fein gemahlen), Mengen beachten!	→ TIPP Zubereitungsart meist ohne Einfluss, gleichzeitige Flüssigkeitsaufnahme empfohlen	→ TIPP Bevorzugt durchaus grob und/oder stückig, gleichzeitige Flüssigkeitsaufnahme empfohlen

GUT ZU WISSEN

Möglichst nicht mehr als 15 bis 20 Gramm Leinsamen täglich!

Laienempfehlungen sehen in Leinsaatschrot eine Möglichkeit, auffällige Stühle formbarer absetzen zu können und so die Stuhlentleerung zu erleichtern. Allerdings kann Leinsaat, wie auch andere Ölsaaten, erhebliche Cadmiummengen und auch cyanogene Glykoside (Salze der Blausäure) enthalten. Eine regelmäßige und langfristige Einnahme von Leinsaatschrot würde zu einer unerwünscht hohen Cadmiumaufnahme führen. Daher wird eine maximale Verzehrmenge von täglich nicht mehr als 15 bis 20 Gramm Leinsamen empfohlen. Inwieweit eine Schwermetallanreicherung auch in Erdmandeln und Chiasamen möglich ist, ist momentan Untersuchungsgegenstand.

Speiseöle und Streichfette

Kaltgepresste pflanzliche Öle für Rohkostsalate und Blattsalatzubereitungen sowie Butter als Streichfett sind die erste Wahl für Ihre Fettauswahl, um im Verdauungsprozess für effektive Resorptions- und Transportverhältnisse zu sorgen. Einer guten Mischung der verwendeten Öle und Fette wird heute eine entzündungshemmende Wirkung zugesprochen. Doch die Auswahl muss immer im Kontext zu Ihren anderen gewählten Lebensmitteln stehen, die ebenfalls Fettkomponenten in Ihren Speiseplan tragen (siehe Fette → Seite 101).

Natürlich ist die Wahl des Öles entscheidend für den Gehalt an wichtigen essenziellen Fettsäuren und Vitaminen (→ Seite 142 f.).

Aber im Tagesgeschäft entscheidet häufig der Geschmack. Damit Sie Ihren Körper trotzdem mit allen lebensnotwendigen Inhaltsstoffen versorgen, sollten Sie daher ganz pragmatisch häufiger mal einen **Ölwechsel** in Ihrer Küche planen. Gute Öle sind sauerstoffempfindlich, sodass Sie Produkte in ei-

GUT ZU WISSEN

Die gute Butter – oder Margarine?

Butter ist weitestgehend ein Naturprodukt, dem keine weiteren Zutaten beigemischt werden dürfen.
Butter ist allgemein gut bekömmlich, hingegen können manche Margarinen aufgrund ihrer Zusammensetzung ungünstig für verdauungssensitive Personen sein. Entweder testen Sie Ihre individuelle Verträglichkeit oder Sie gehen auf Nummer sicher und wählen die Butter.

GUT ZU WISSEN

Leinöl: wirklich ein Wunderkind?

Leinöl und verschiedene andere Pflanzenöle enthalten die mehrfach ungesättigte essenzielle α-Linolensäure (ALA). Sie wird im Körper nur in geringem Umfang in die wichtigere Eicosapentaensäure (EPA) und Docosahexaensäure (DHA) umgewandelt. In zu hoher Zufuhr behindert sie sogar sinnvolle Umwandlungsprozesse im Darm.
Die Extragabe Leinöl oder die weit verbreiteten Supplementationsempfehlungen werden durch aktuelle Veröffentlichungen infrage gestellt. Die wichtigen mehrfach ungesättigten Omega-3-Fettsäuren EPA und DHA können direkt zum Beispiel über den Verzehr fettreicher Seefische aufgenommen werden. Und die Zufuhr an ALA ist in den meisten Fällen ausreichend, wenn Sie regelmäßig Nüsse und Ölsaaten verzehren.

ner dunklen Flasche mit fest schließendem Deckel bevorzugen sollten.

Kaltgepresste Öle sind durch technologische Prozesse am wenigsten beeinflusst. Ihr Geschmack ist meist sehr charakteristisch für die jeweilige Pflanzenart.

Olivenöl ist wegen seiner Fettsäurenzusammensetzung empfehlenswert und in der Küche nahezu universell einsetzbar. Während Olivenöle der Qualitätsstufe „nativ extra“ mit ihrer Vielfalt unterschiedlicher Geschmacksrichtungen Speisen aromatisch bereichern, ist für Speisen, deren Geschmack nicht durch das Öl verändert werden soll, raffiniertes Olivenöl (Kennzeichnung: „Olivenöl“) die richtige Wahl. **Keimöle** (Maiskeimöl, Weizenkeimöl) sind in der Farbe goldgelb und im Geschmack eher neutral, allerdings sehr sauerstoffempfindlich. **Samenöle** (Raps, Sonnenblumen, Soja, Distel, Lein)

GUT ZU WISSEN

So mischen Sie richtig: $\frac{1}{3} - \frac{1}{3} - \frac{1}{3}$

Um Magen-Darm-Beschwerden effektvoll zu lindern, spricht nichts gegen die „gute alte Butter“ als Belag. Ein Olivenöl für Salate und Rohkostzubereitungen ergänzt die Auswahl. Für das verbleibende Drittel ist es ratsam, immer mal wieder ein anderes Öl zu verwenden.
Als neutral schmeckendes Öl steht Ihnen zum Beispiel Maiskeimöl zur Verfügung, das sich auch für die Zubereitung von Speisen mit hohen Temperaturen eignet. Wahlweise kann es aber auch mal gegen ein kräftig schmeckendes Sesamöl ausgetauscht werden.

Warum wird Schafmilch manchmal besser vertragen als Kuhmilch?

Schafmilch enthält deutlich mehr Fett und Protein und kann durch die etwas gleichmäßigere Anflutung im Dünndarm verdauungstechnisch als verträglicher empfunden werden.

zählten wegen ihres hohen Gehalts an mehrfach ungesättigten Fettsäuren zu den ernährungsphysiologisch wertvollen Ölen. Eine zu hohe Zufuhr an pflanzlichen Omega-3-Fettsäuren ist in die Diskussion gekommen. Deshalb ist es eine sinnvolle Empfehlung, immer mal ein anderes Öl zu verwenden, um die Fettsäurezufuhr stetig gut zu mischen.

Zum Braten eignen sich die **Fette**, die sehr viel höhere Temperaturen und längere Garzeiten schadlos überstehen. Grundsätzlich trifft das auf die meisten raffinierten Speiseöle zu. Auch Schmalz, Kokosfett oder Ghee können hier eine gute Geschmacksnote in Ihre Speisen bringen, ohne dass die Verdauung leidet.

Milch und Milchprodukte

Die Zunahme von Bauchbeschwerden durch einen vermehrten Milchkonsum zu erklären, scheitert. Denn der Verzehr von Milch und Milchprodukten ist – trotz der veränderten Essgewohnheiten und der immer größeren Vielfalt an Lebensmitteln – über die Jahre konstant geblieben.

Allerdings haben sich die Milchprodukte, ihre Herstellung und ihre Qualität verändert. Milch ist rein rechtlich ausschließlich die Eutermilch, die verdauungsphysiologisch die Hauptnährstoffe in einer für den menschlichen Verdauungstrakt effizienten Mischung darbietet. Für Betroffene mit Magen-Darm-Beschwerden ist die Verwendung von vollfetten (aber nicht fettangereicherten) Milchprodukten zu bevorzugen. Die verschiedenen Proteinstrukturen der Kuhmilch sind mit 3,4 g/100 g nicht sonderlich hoch, zeichnen sich aber durch eine ernährungsphysiologisch wertvolle Mischung an essenziellen Aminosäuren – auch aus Verdauungssicht aus. Und der Hauptproteinbestandteil, das Casein, ist für die menschlichen Verdauungsenzyme im Dünndarm gut verwertbar. Die Laktose ist das am meisten vorkommende Kohlenhydrat in der Milch und erfüllt bezüglich der Ausprä-

GUT ZU WISSEN

Die **A2-Milch** wird von Jersey-, Brown-Swiss- und Guernsey-Rindern, aber auch von Ziegen, Schafen, Büffeln und Yaks produziert. Während der Verdauung und Fermentation der A2-Milch entsteht weniger Betacasomorphin-7 (BCM7). Dieser Stoff kann an Opioidrezeptoren andocken und es wird in diesem Zusammenhang über eine schadhafte Wirkung diskutiert. Allerdings sind dies lediglich statistische Zusammenhänge. Sowohl EFSA* als auch MRI** sehen derzeit keine Belege für eine bessere Verträglichkeit.

* EFSA: Europäische Behörde für Lebensmittelsicherheit (European Food Safety Authority)
** MRI: Max Rubner-Institut, Bundesforschungsinstitut für Ernährung und Lebensmittel

Milch und Milchprodukte

MILCHPRODUKT	HERSTELLUNGSVERFAHREN	ANMERKUNGEN FÜR BETROFFENE MIT MAGEN-DARM-BESCHWERDEN
Name = Herstellungsverfahren	Höhe der Verarbeitungstemperatur	Nicht erhitzte oder hocherhitzte Milchprodukte sollten vermieden werden.
ROHMILCH	Milch mit einem unveränderten Fettgehalt (3,8–4,2 %), die nicht über 40 °C erhitzt wurde. Vorgeschriebener Hinweis an der Ausgabestelle: „Rohmilch, vor dem Verzehr abkochen“.	Da Rohmilch gänzlich unbehandelt ist und nicht amtlich überwacht wird, ist eine traditionell hergestellte Vollmilch die bessere Wahl.
VORZUGSMILCH	Rohmilch mit nicht standardisiertem Fettgehalt (mindestens 3,5 %) in verkaufsfertiger Packung. Sie ist nicht homogenisiert, nicht hitzebehandelt und muss innerhalb von zwei Stunden auf 4 °C gekühlt werden.	Vorzugsmilch ist gefiltert, gekühlt und amtlich überwacht. Trotzdem ist sie nur kurze Zeit haltbar (Lagerung bei maximal 8 °C), spätestens 96 Stunden nach der Gewinnung muss sie verbraucht sein. Für Risikogruppen mit schwachem Immunsystem ist von einem Verzehr abzuraten.
SCHWEDENMILCH	Gesäuerte trinkfähige Sauermilch, mit 3,5–3,8 % Fett, die amtlich auf Keime kontrolliert wurde und der spezifische Bakterienstämme zugesetzt sind. Sie ist nicht oder nur teilweise homogenisiert.	Als trinkfähige Joghurtalternative eine gute Ergänzung zu Joghurt, Quark, Kefir etc. Der höhere Besatz mit wichtigen lebenden Milchsäurekulturen kann den pH-Wert im Verdauungstrakt nachhaltig positiv beeinflussen.
ESL-MILCH	Die Abkürzung steht für „Extended Shelf Life“ = ausgedehnte Haltbarkeit. Bei dem speziellen Erhitzungsverfahren liegen die Temperaturen zwischen der Pasteurisation (frische Milch, traditionell hergestellt) und denen der UHT-Erhitzung (H-Milch). Diese Milchsorten sind homogenisiert.	Ein frischer Milchgeschmack bleibt eher erhalten, mit der längeren Haltbarkeit wird jedoch der Anteil an wichtigen, fermentativ wirkenden Bakterien gesenkt.
H-MILCH	Ultrahocherhitzte homogenisierte Milch (H = haltbar). Die Milch wird auf circa 135–150 °C mindestens zwei Sekunden lang erhitzt. Dabei werden alle Mikroorganismen abgetötet. H-Milch ist ungeöffnet bis zu drei Monate lang bei Zimmertemperatur haltbar. Geöffnete H-Produkte sind zu kühlen und schnell zu verbrauchen.	H-Milch sollte innerhalb von drei Tagen nach Öffnung verbraucht werden. Eine erhitzungsbedingte Reaktion bei der Herstellung kann die Bildung von Lactulose sein. Sehr empfindsame Bäuche bemerken den Anstieg dieses unverdaulichen Doppelzuckers in einer UHT-Milch (100–500 mg/kg), durch vermehrte Blähungen nach Verzehr.

→ **Milch- und Milchprodukte (Fortsetzung)**

MILCHPRODUKT	HERSTELLUNGSVERFAHREN	ANMERKUNGEN FÜR BETROFFENE MIT MAGEN-DARM-BESCHWERDEN
Name = Zusammensetzung der Hauptnährstoffe	Fettgehalt	Achten Sie auf einen Fettgehalt von 1,5–3,5 %, um die Milch küchentechnisch universell einsetzen zu können.
VOLLMILCH	**Wärmebehandelte Milch, die je nach Fettgehalt benannt wird**	**Bei maßvollen Portionsgrößen für Magen-Darm-Gestresste eine sinnvolle Calciumquelle**
STANDARDISIERTE VOLLMILCH	**Milch, deren Fettgehalt mindestens 3,5 % beträgt (gegebenenfalls nach Verfügung ~ 4,0 %)**	**Bei maßvollen Portionsgrößen für Magen-Darm-Gestresste eine sinnvolle Calciumquelle**
NICHT STANDARDISIERTE VOLLMILCH	**Milch, deren Fettgehalt seit dem Melken gleich geblieben ist. Ihr darf weder Fett entnommen noch Milch hinzugefügt worden sein, deren natürlicher Fettgehalt verändert wurde. Ihr Fettgehalt darf nicht unter 3,5 % liegen.**	**Der Fettgehalt dieser Milch ist schwankend (3,8–4,2 %), grundsätzlich ist sie aber von guter Qualität für die Verdauungsprozesse.**
TEILENTRAHMTE (FETTARME) MILCH)	**Wärmebehandelte Milch, deren Fettgehalt mindestens 1,5 % und höchstens 1,8 % beträgt**	**Die 1,5%ige Milch kann aus Gründen der geringeren Kalorienzufuhr verwendet werden. Verdauungsphysiologisch ist eine 3,5%ige Milch zu bevorzugen.**
ENTRAHMTE MILCH (MAGERMILCH)	**Wärmebehandelte Milch mit einem maximalen Fettgehalt ~ 0,5 %**	**Dieser Milchsorte fehlen wertgebende Eigenschaften für die Verdauung.**

gung eines gesunden kindlichen Mikrobioms eine unentbehrliche Funktion. Auch im Erwachsenenalter wird der Laktose eine zunehmend wichtige Wirkung für die Ausbildung eines stabilen Darmmilieus zugesprochen. Daneben kommen in der Kuhmilch auch noch wertgebende Oligosaccharide vor, die zusammen mit der Laktose circa 4,7 Gramm Kohlenhydrate pro 100 Gramm Milch ausmachen. Die Bewertung von Herstellungsprozessen von Milch und Milcherzeugnissen und den gewählten Portionsgrößen ist für Magen-Darm-Gestresste von Vorteil. Denn zum Teil können Produkte aus dieser Lebensmittelgruppe effizient helfen, den Verdauungsprozess wieder zu optimieren und Symptome zu lindern.

Die Zusammensetzung der Hauptnährstoffe ändert sich, je nachdem wie die Milch verarbeitet wird. Während Käse auch Eiweiß,

Ist linksdrehende Milchsäure in Sauermilchprodukten wirklich schädlich und für mich unverträglich?

Für gesunde Kinder über zwölf Monate und Erwachsene ist der Verzehr gesundheitlich unproblematisch. Lediglich bei Patienten, denen große Teile des Dünndarms entfernt wurden, kann die Konzentration der linksdrehenden Milchsäure aus fermentierten Lebensmitteln den pH-Wert im Blut unerwünscht beeinflussen.

vornehmlich aber versteckte Fette enthält, zeichnen sich frische naturbelassene fermentierte Milchprodukte durch einen erhöhten Proteinanteil und die Beigabe von lebenden Milchsäurekulturen aus. Joghurt und Quark sind so gut wie unverzichtbare Bestandteile einer darmgesunden Kost und können bei regelmäßigem Verzehr einen beständigen Beitrag für ein gesundheitsförderliches Miteinander im Mikrobiom leisten. Diese frischen naturbelassenen fermentierten Milchprodukte werden im Vergleich zur flüssigen Trinkmilch durch den höheren Proteingehalt und die laktosespaltenden Bakterien besser vertragen. Achten Sie auf den Frischegrad und vermeiden Sie lange haltbare Milcherzeugnisse.

GUT ZU WISSEN

Fruchtjoghurts werden aus Joghurterzeugnissen, aber unter Zusatz verschiedener anderer Zutaten hergestellt, die eher ungünstig für Betroffene von Magen-Darm-Beschwerden sind.

„Joghurt mit Früchten“
Fruchtgehalt bei mindestens sechs Prozent, der genaue Anteil wird in der Zutatenliste aufgeführt.

„Joghurt mit Fruchtzubereitung“
Der Fruchtgehalt in der Fruchtzubereitung muss bei mindestens 3,5 Prozent liegen, Zutaten können neben Früchten und Zucker, Wasser und weitere Zutaten sein. Diese sind in der Zutatenliste entsprechend der mengenmäßigen Anteile anzugeben.

„Joghurt mit Fruchtgeschmack“
Ein Mindestfruchtgehalt ist gesetzlich nicht festgelegt.

Frische Sauermilcherzeugnisse

Durch die Zugabe von Mikroorganismen kann aus Milch ein frisches Sauermilcherzeugnis entstehen. Dickmilch, Setzmilch, Schwedenmilch, saure Sahne, Sauerrahm und Creme fraiche gehören in diese Warengruppe. Diese durch Gärung mit natürlich vorkommenden oder zugesetzten Mikroorganismen bewirkte Säuerung verändert das Milchprotein. Es gerinnt, sodass je nach Produktart eine dickflüssige bis stichfeste Konsistenz erzeugt wird. Dabei wird der Milchzucker abgebaut und – je nach Produkt und eingesetzter Bakterienkultur – entstehen charakteristische Aromastoffe und Milchsäure. Die entstehende Milchsäure beeinflusst das Miteinander der Darmbakterien positiv. Im weitesten Sinne werden auch Quark (unreifer Käse), Joghurterzeugnisse (Joghurt, Joghurt mild, fettarmer Joghurt, Sahnejoghurt), Kefirerzeugnisse und Buttermilcherzeugnisse ähnlich hergestellt.

Quark und Joghurterzeugnisse: Wichtige Begleiter für Magen-Darm-Gestresste

Auf der Suche nach hilfreichen Ernährungsvorgaben für die Besserung von Magen-Darm-Beschwerden lässt sich aus der Datenlage bezüglich der fermentierten Milchprodukte und der Sauermilchprodukte Ermutigendes ableiten. Die für die Herstellung dieser Produkte verwendeten Bakteriengattungen mit ihren stammspezifischen Eigenschaften wurden in vielen medizinischen Gastroenterologie-Studien bezüglich ihrer Auswirkungen auf den Magen-Darm-Trakt überprüft.

Bevor Sie also zu einer isolierten Gabe eines Probiotikums in Pulver- oder Kapselform greifen, sollten Sie ausprobieren, ob der regelmäßige Verzehr von frischem naturbelassenem Quark, Joghurt und anderen Sauermilchprodukten, die alle diese probiotische Funktion aufweisen können, kombiniert mit dem regelmäßigem Verzehr von Gemüse, das eine präbiotische Funktion wahrnimmt, nicht ausreicht und dauerhafter eine Besserung Ihrer Beschwerden bringt.

Die Stuhlkonsistenz und -frequenz von betroffenen Personen, vor allem von denje-

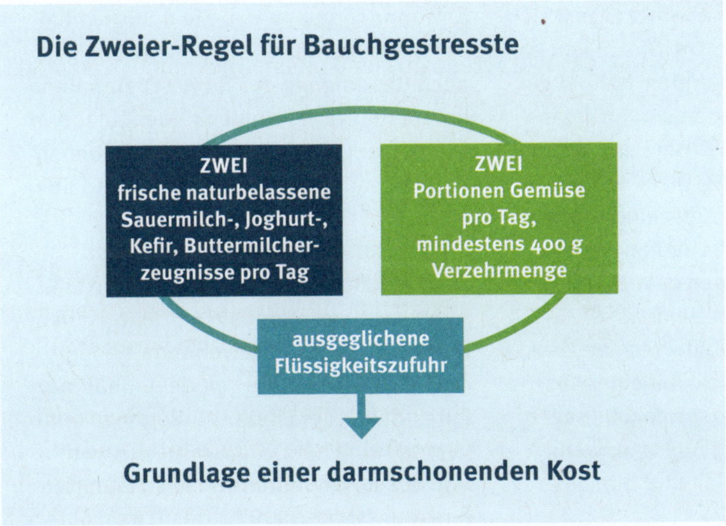

nigen mit Stuhlunregelmäßigkeiten, verbessert sich nach aktueller Datenlage, wenn sie diese beiden Lebensmittelgruppen regelmäßig verzehren, denn sie verändern die Biomasse im Colon. Frischer naturbelassener Quark, Joghurt und andere Sauermilcherzeugnisse können daher als starke, effektive Säule für einen stabilen Magen-Darm-Trakt angesehen werden.

INFO

Ich mag keinen Joghurt – kann ich nicht einfach Probiotika nehmen?

Patienten mit Bauchbeschwerden entwickeln hin und wieder eine Aversion gegen frische Sauermilchprodukte. Und das, obwohl diese Lebensmittelgruppe ihnen eine langfristig wirksame Hilfemöglichkeit für einen gesunden Darm anbietet.
Die Frage nach dem Austausch eines frischen Joghurtprodukts gegen eine Probiotika-Mischung aus der Apotheke lässt sich leicht beantworten: Solche Gaben von gefriergetrockneten oder anders haltbar gemachten probiotischen Stämmen verändern den mikrobiellen Besatz und damit das Milieu im Dickdarm. Diese Produkte enthalten Bakterien unterschiedlichster Gattungen in einer außerordentlich hohen Menge, was viel für einen gestressten Darm sein kann. Ob Ihr Darm auf diese Einnahme positiv oder negativ reagiert, lässt sich meist nur im Kontext mit einer Auswertung des Ernährungsprotokolls sagen. Zudem ist eine sichere Aussage, wann welche Stämme hilfreich und Ihre Einnahme empfohlen werden kann, für die meisten Menschen heute nicht ausreichend sicher zu klären.
Aus ernährungstherapeutischer Sicht gibt es aber ein wichtiges Argument, eine solche Einnahme eher abzulehnen: Sofern sich Ihre Beschwerden ursächlich aufgrund eines Ungleichgewichts der Darmbewohner ergeben und Sie Ihr Essverhalten nicht verändern, werden Sie zügig nach Beendigung der Tabletteneinnahme erneut unter Symptomen leiden. In Ihrem Darm können nur die Bakterien miteinander und voneinander profitieren und überleben, die durch eine geeignete tägliche Ballaststoffgabe „gefüttert“ werden. Nachweislich verändert eine solche Einnahme von pro- oder auch präbiotischen Kulturen also das „Bewohnermiteinander“, aber nur für die Zeit der Einnahme. Ein anhaltender Effekt ist allerdings ohne Veränderung der Lebensmittelauswahl und des Essverhaltens nicht zu erwarten.

Frische fermentierte Milchprodukte – Was kann ich beachten?

PRODUKT	HERSTELLUNGSVERFAHREN	ANMERKUNGEN FÜR BETROFFENE MIT MAGEN-DARM-BESCHWERDEN
JOGHURT Joghurt mild Sahnejoghurt mild (alles Joghurt-erzeugnisse)	Unter Verwendung von verschiedenen Milchsäurebakterien aus pasteurisierter Milch und Sahne hergestellt. Nach der Reifung wird der Jogurt nicht mehr wärmebehandelt. Durch die sofortige Kühlung werden die lebenden Kulturen sozusagen „schlafen gelegt". Doch da die Kulturen weiterhin lebendig sind, würde das Joghurterzeugnis ohne eine Kühlung „übersäuern".	Wählen Sie vorwiegend frische naturbelassene Joghurts (3,5 bis 3,8 %), um einen verdauungsharmonisierenden Effekt zu gewährleisten.
DICKMILCH (Sauermilch-erzeugnis)	Ähnlich hergestellt wie Schwedenmilch und Joghurt, allerdings unter Verwendung spezifischer Bakterienstämme (Streptococcus lactis und Streptococcus cremoris). Dickmilch wird stichfest und ist kräftig im Geschmack.	Die verwendeten Milchsäurebakterien können den pH-Wert im Verdauungstrakt nachhaltig positiv beeinflussen.
QUARK (= frischer, nicht gereifter Käse)	Pasteurisierter Magermilch werden spezielle Milchsäurebakterien zugesetzt. Diese wandeln einen Teil der Laktose in Milchsäure um. Mit der Zunahme von Milchsäure sinkt der pH-Wert der Milch allmählich ab. Durch anschließende Labzugabe trennen sich Molke und Käsemasse und es entsteht Magerquark (frische ungereifte Käsemasse). Durch Zugabe von Sahne wird wahlweise Speisequark mit 10 % (Viertelfett), 20 % (Halbfett), 30 % (Dreiviertelfett) und mit 40 % Fett hergestellt.	Quark enthält dreimal mehr Protein als Joghurt, sodass selbst kleine Portionsgrößen, zum Beispiel zu einer zuckerreichen Obstspeise, die Anflutung im Dünndarm positiv beeinflussen kann. Der Besatz an lebenden Keimen beträgt 10^2–10^3, ist also etwas höher als in Milch, aber niedriger als in Joghurt, was es zu einem idealen „Startprodukt" macht, wenn sie bisher auf Sauermilchprodukte verzichtet haben.
SCHICHTKÄSE	Käsespezialität, bei der die Käsegallerte in Käseformen gefüllt wird, in denen die Molke abfließt, dann erneut aufgegossen wird und wieder in Ruhe abfließen kann. Dadurch sind die Schichten des Schöpfens erkennbar.	Der auf diese Weise entwässerte Quark weist eine wesentlich festere, cremigere Konsistenz auf und kann als Proteinbeilage stärkereiche Mahlzeiten verdauungstechnisch „entschärfen".

Doch Vorsicht: Der alleinige Verzehr von **Joghurterzeugnissen** ist kein Allheilmittel. Die Herstellung der Joghurtprodukte ist heute so vielfältig, dass Sie das Kleingedruckte gut lesen und bewerten müssen, um am Ende einen verdauungsphysiologisch „guten" Joghurt im Einkaufswagen zu haben. **Joghurterzeugnisse** werden durch milchsaure Gärung aus Milch oder Sahne gewonnen, wobei ideal spezifische wärmeliebende Reifungskulturen (*Streptococcus thermophilus* und *Lactobacillus bulgaricus*) eingesetzt werden. Anstelle des *Lactobacillus bulgaricus* können auch andere Lactobacillen verwendet werden, die weniger Säure bilden, sodass die Erzeugnisse einen milderen Geschmack aufweisen.

Verdauungstechnisch besser sind Produkte, auf denen Signalbegriffe wie **„im Becher gereift"** oder **„stichfest"** zu finden sind. Vor allem sollten Sie bei den Joghurterzeugnissen den normalen Fettgehalt (mindestens 3,5 Prozent) bevorzugen. Fettarme Joghurterzeugnisse wie beispielweise ein „fettarmer Joghurt, mild" sind eher kohlenhydratreicher und dürfen unter Zusatz anderer Bakterienstämme hergestellt werden. Vor allem wenn Ihr vorherrschendes Symptom Blähungen und/ oder Schmerzen sind, profitieren Sie, wenn Sie die kohlenhydratreichen „milden Joghurts" gegen die eher säuerlichen stichfesten Varianten austauschen. Die bei diesen Produkten verwendeten Bakterien produzieren eher Säure und weniger Gase und bewirken daher nachhaltiger eine bessere Verdaulichkeit in Ihrem Dünn- und Dickdarm.

Check: Milch und Milchprodukte – das ist mir wichtig

Ideal	Meine Wahl an frischen naturbelassenen Milchprodukten
• 2 x pro Tag frisches naturbelassenes Sauermilchprodukt • Käse • Milch (je nach Begleiterkrankungen 1,5–3,5 %)	• Joghurt (3,5 %) Signalwörter: stichfest, im Becher gereift, Kohlenhydratmenge < 5,0 g • Quark (20 %) • Dickmilch • Kefir • Buttermilch • Ayran

GUT ZU WISSEN

Herstellung laktosereduzierter Milchprodukte

Bei diesen Herstellungsprozessen wird der Milchzuckergehalt durch die Behandlung mit zugesetzten laktosespaltenden Enzymen, den ß-Galaktosidasen, reduziert. Da die beiden entstehenden Monosaccharide, Galaktose und Glukose, etwas süßer als Laktose schmecken, erhält die Milch und daraus hergestellte Produkte einen leicht süßlichen Geschmack. Das Enzym Laktase wird aus Schimmelpilzen (Aspergillus) oder Hefen (Kluyveromyces) gewonnen, wobei eine gentechnische Herstellung möglich ist. Der Zusatz einer ß-Galaktosidase ist im Herstellungsprozess immer kennzeichnungspflichtig und größtenteils als „Laktase" im Zutatenverzeichnis auch eines Naturprodukts ersichtlich (siehe laktosefreie Kost → Seite 173).

Milchprodukte: Bei welchem Symptom welches Produkt?

MILCHPRODUKTE, DIE VERDAUUNGSPROZESSE SYMPTOMORIENTIERT UNTERSTÜTZEN KÖNNEN		
HILFREICH BEI WEICHEN STÜHLEN UND DURCHFALL	HILFREICH BEI SCHMERZEN UND BLÄHUNGEN	HILFREICH BEI VERSTOPFUNG
Naturjoghurt (3,5 %) Quark (20 %) kleine Käsemengen	Naturjoghurt (3,5 %) Quark (20–40 %) Saure Sahne Schmand	Ayran, Buttermilch, Dickmilch, Kefir, Schwedenmilch Naturjoghurt Quark (20 %)
→ TIPP • Kleine Portionen mit nicht (!) wärmebehandelten Sauermilchprodukten bevorzugen • Produkte mit normalem Fettgehalt (3,5–3,8 %), weder fettreduziert noch sahnehaltig) • Keine H-Milchprodukte	→ TIPP • Täglicher ausreichender Verzehr an nicht (!) wärmebehandelten Sauermilchprodukten • Keine H-Milchprodukte	→ TIPP • Bevorzugt größere Portionen an nicht (!) wärmebehandelten Sauermilchprodukten • Keine H-Milchprodukte • Keine üppig mit Käse überbackenen Gerichte

Laktosereduzierte Produkte

Für Menschen mit einer Laktoseintoleranz sind laktosereduzierte Milchprodukte erhältlich. Verschiedene Molkereien bieten neben laktosefreier Konsummilch (3,5 Prozent oder 1,5 Prozent Fett) auch Sahne und frische laktosereduzierte Sauermilchprodukte (zum Beispiel Joghurt mild, Quark) an. Vermehrt sind aufgrund der höheren Nachfrage allerdings auch ultrahocherhitzte H-Produkte oder mit einer Wärmebehandlung nach der Fermentation (zum Beispiel Frischkäse oder Schmand) zu finden. Diese Produkte sind durch die fehlende positive Beeinflussung des Mikrobioms eher nicht empfehlenswert, weil die nützlichen Bakterien durch die Wärmebehandlung abgetötet werden.

Ei

Zubereitungen mit Hühnerei sind eine Wohltat für Darm-Empfindsame. Das hochwertige tierische Eiweiß und die ausgewogenen Verhältnisse der Makronährstoffe im Hühnerei gewährleisten eine optimale Verdauung im Dünndarm. Als Zutat ist es vielfältig zu verwenden: als wachsweiches Ei für Ihre Zwischenmahlzeit oder eine kalte Mittagsmahlzeit, zusammen mit Gemüsesticks. Oder in zubereiteter Form zum Beispiel für eine Eierschecke zusammen mit einer Gemüsequiche, um eine gute Nährstoffbilanz, vor allem aber ein verdauungsunterstützendes Protein und Fett in gut verwertbarer Form einzubauen.

GUT ZU WISSEN

Das Hühnerei ist nicht für hohe Cholesterinwerte verantwortlich

Wenn die Zufuhr an Cholesterin aus der Nahrung ansteigt, wird die Eigensynthese von Cholesterin in der Leber gedrosselt. Wenn Sie tatsächlich unter hohen Cholesterinwerten leiden, ist nicht immer das Nahrungscholesterin schuld. Viel wichtiger ist es, verschiedene Fettstoffwechselparameter zu bewerten. Denn bei den meisten Menschen ist die Aufnahme von viel zu viel Zucker und einfachen Kohlenhydraten (über Säfte, Süßgetränke, Brot, Reis, Nudeln und Süßigkeiten), insbesondere von freier Fruktose, ein Verursacher für hohe Cholesterinwerte. Das Ei ist seit Langem rehabilitiert.

→ **TIPP**

Verzichten Sie auf hart gekochte Eier, die aufgrund der längeren Garzeiten eine andere Proteinstruktur aufweisen und bei sehr empfindsamen Bäuchen Symptome verstärken können. Bevorzugen Sie Zubereitungsformen wie weich gekochte Eier oder Rührei, da hierbei die angebotenen Hauptnährstoffe verdauungsfreundlich sind, ohne dass

Woher kommt das Cholesterin?

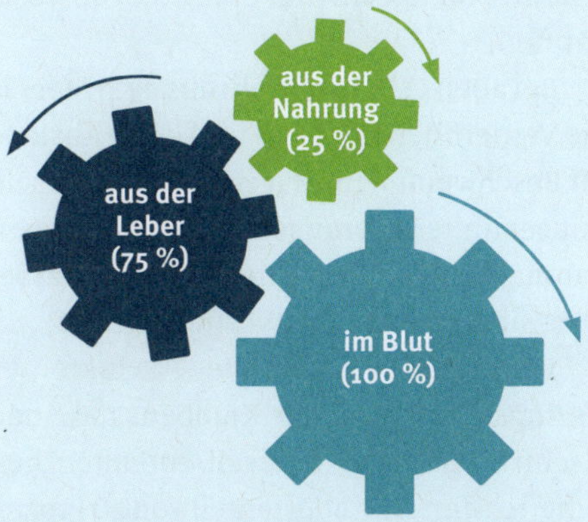

eine mikrobielle Gefährdung vorliegt. Garzeiten für Eier mit Schale, Größe M bis L, Eier erst ins Wasser geben, wenn es brodelt:

- Weiche Eier: mindestens 5 Minuten Kochzeit
- Kernweiche/wachsweiche Eier: 6 bis 7 Minuten Kochzeit
- Harte Eier: 8 bis 10 Minuten Kochzeit

GUT ZU WISSEN

Eisenverfügbarkeit aus tierischen und pflanzlichen Lebensmitteln

Ihr Körper kann das Eisen aus Fleisch wesentlich besser verwerten als das aus pflanzlichen Lebensmitteln. Eine rein vegetarische oder vegane Ernährung ist für Patienten mit Magen-Darm-Beschwerden daher nur bedingt zielführend. Rein rechnerisch können sie mit den Verzehrmengen in der Ernährung zwar auf die empfohlene Zufuhrmenge kommen, aber die Verfügbarkeit von sogenanntem HÄM-Eisen aus Fleisch ist etwa zwei- bis dreimal besser als die von pflanzlichem Eisen. Eine sichere Eisenversorgung stellt die Grundlage für die Bildung der roten Blutkörperchen dar, die den Abtransport unter anderem auch von Gasen aus dem Magen-Darm-Trakt bewerkstelligen.

Fleisch

Der hohe Eiweißgehalt von Fleisch und insbesondere die gute Verfügbarkeit von Eisen, Zink und Vitamin B12 lassen das Fleisch zu einer wertvollen Komponente im Magen-Darm-Speiseplan werden. Der Verzehr von Wurstwaren, die gepökelt, geräuchert sind oder Phosphat enthalten, sollte stark eingeschränkt werden. Für Betroffene von Magen-Darm-Beschwerden ist der maßvolle Verzehr von rotem Fleisch wichtig, da ihnen von ihrem Arzt oder Apotheker häufig Magenmedikamente verordnet werden (Antazida, Protonenpumpeninhibitoren-PPIs, siehe Magen → Seite 25). Diese Medikamente unterbrechen die Säurebildung des Magens, sodass Ungleichgewichte im Vitamin B12- und Eisenstatus zu befürchten sind. Denn Vitamin B12 und Eisen können nur gut aufgenommen werden, wenn die „Säuredusche" des Magens dem Vitamin B12 eine Kopplungsmöglichkeit mit auf den Weg gibt und das Eisen gut zur Aufnahme im Duodenum, dem oberen Dünndarm, vorbereitet.

Fisch, Krebs-, Schalen- und Weichtiere

Lebensmittel aus Seen, Flüssen und Meeren bringen besondere Kombinationen an Nährstoffen in den Verdauungstrakt.

Wertgebend ist vor allem der Verzehr von fettreichen Seefischarten wie Lachs, Makrele, Aal, Hering, Sardellen und Sardinen, die eine wichtige Quelle für die Zufuhr von langkettigen Omega-3-Fettsäuren sein können. Diese Fettsäuren haben eine nachweislich entzündungssenkende Wirkung und können die Immunabwehr stärken. Das Eiweiß des Fisches hat einen hohen Gehalt an essenziellen Aminosäuren und der Kohlenhydratanteil bei naturbelassenen Produktzubereitungen ist niedrig. Daher sollte die Lebensmittelgruppe Fisch ein- bis zweimal pro Woche Ihren Speiseplan bereichern.

Schalen- und Krustentiere sind dagegen zwar immer fettarm und eiweißreich, spülen aber eine meist unerwünscht hohe Purinmenge in Ihren Stoffwechsel. Purine sind harnpflichtige Substanzen, die in erhöhter Menge die Niere schädigen können und bei erhöhter Menge im Blut eine Gicht auslösen können.

Bei allen Lebensmitteln aus dem Meer ist die Verderblichkeit hoch und kann Auslöser für Beschwerden im Magen-Darm-Trakt sein. Gut gekühlte Lagerungs- und Transportmaßnahmen sowie eine schnelle Weiterverarbeitung sichern eine gute Verträglichkeit.

Wenn Sie verarbeitete Produkte wie Herings-, Matjes- oder Krabbensalate oder Fischfrikadellen bevorzugen, enthalten diese lediglich einen Mindestanteil von 20 Prozent Fischfleisch, allerdings müssen Verdauungssensitive – neben stark schwankende Schadstoffmengen – auch mit diversen eher unerwünschten Zusatzstoffen (zum Beispiel Süßungsmitteln, Zitronensäure, Xanthan) rechnen. Hier lohnt sich ein kritischer Blick auf die Zutatenliste.

→ **TIPP**

Achten Sie beim Einkauf auf die Nachhaltigkeitssiegel für Fisch und Meeresprodukte. Informationen dazu finden Sie unter www.verbraucherzentrale.de/nachhaltiger-fisch

Getreide und Getreideprodukte

Für die meisten Menschen haben Produkte aus Getreide und auch die Getreideerzeugnisse einen hohen Stellenwert in der täglichen Kost. Über 60 Prozent der heute verzehrten Kohlenhydrate kommen aus dieser Lebensmittelgruppe. Aber qualitativ können diese für Betroffene mit Magen-Darm-Beschwerden von sehr unterschiedlicher Bekömmlichkeit sein. Ein kleines Frischkornmüsli aus unerhitztem Vollkorngetreide, welches geschrotet und eingeweicht oder auch nur gekeimt wurde, wäre genauso wie portionsgerechte Speisen aus erhitztem Vollkorngetreide eine gute Ballaststoffquelle auch für empfindsame Bäuche. 90 Prozent der Getreideprodukte werden jedoch aus ernährungsphysiologisch minderwertigen Mehlen hergestellt und stellen wahre kleine „Zuckerbomben“ dar. Aktuell dominiert der Verzehr von Weißbrot, weißen Brötchen, hellen Mischbroten sowie anderen Produkten aus isolierter Stärke oder aus niedrig ausge-

GUT ZU WISSEN

Brotesser verzehren mehr Salz

Eine hoher Brotverzehr führt zu einer hohen Zufuhr an Salz. Soll die Salzaufnahme verringert werden, führt kein Weg an dieser Veränderung des Essmusters vorbei. Denn mit drei oder vier Scheiben „trockenem“ Brot haben Sie bereits die Hälfte der empfohlenen Salztagesmenge intus (~ 6 Gramm). Belegen Sie Ihr Brot noch mit Käse oder Wurst, überspringen Sie sehr schnell die maximal empfohlene Tagesmenge.

GUT ZU WISSEN

Ausmahlungsgrad und Mehltype bestimmen die Mehlqualität

Der **Ausmahlungsgrad** gibt den Gewichtsanteil des anfallenden Mehls beim Vermahlen an. Vollkornmehl entspricht einem Ausmahlungsgrad von 100 Prozent. Die **Mehltypen** geben den mittleren Mineralstoffgehalt in 100 Gramm Mehl Trockensubstanz an. Die Mehltypen stehen in Beziehung zum Ausmahlungsgrad. Denn je höher der Ausmahlungsgrad ist, desto mehr mineralstoffreichere Randschichten des Getreidekorns bleiben im Mehl enthalten. Allerdings nehmen mit steigendem Ausmahlungsgrad die Ansprüche an die Verarbeitung zu. Bäckereitechnologische Großbetriebe bevorzugen daher bei der Verarbeitung eher **niedrige Ausmahlungsgrade, die sogenannten „Auszugsmehle“.**

Welches Mehl verwende ich?

MEHLERZEUGNIS	TYPE	ZULÄSSIGER MINERALSTOFFGEHALT (IN MILLIGRAMM PRO 100 G)	AUSMAHLUNGSGRAD IN %
Weizenvollkornmehl, Weizenvollkornschrotbrot*		unbegrenzt	100 %
Weizenmehl	2000	1850–2200	98–100 %
Weizenbackschrot	1700	1600–1900	92–96 %
Weizenmehl	1600	1550–1750	91–95 %
Weizenmehl	1050	1000–1150	82–85 %
Weizenmehl	812	750–870	76–79 %
Weizenmehl	550	490–580	64–71 %
Weizenmehl	405	380–470	10–54 %
Roggenvollkornmehl, Roggenvollkornschrotbrot*		unbegrenzt	100 %
Roggenbackschrot	1800	1650–2000	91–96 %
Roggenmehl	1590	1530–1630	89–91 %
Roggenmehl	1150	1100–1250	78–82 %
Roggenmehl	815	790–870	69–72 %
Roggenmehl	610	580–650	circa 60 %

* Die Bezeichnung Schrot weist darauf hin, dass der Keim abgetrennt wurde, um eine längere Haltbarkeit zu erzielen.

mahlenen Auszugsmehlen (zum Beispiel Nudeln, Gebäck, Grieß, Kuchen). Da lohnt es sich, Portionsgrößen und Herstellungsverfahren kritisch zu hinterfragen, um der Verdauung durch Verzicht oder kleinere Portionen auf die Sprünge zu helfen.

Da die wertgebenden Inhaltsstoffe des Getreides nicht gleichmäßig im ganzen Korn verteilt sind, sind es gerade diese Auszugsmehle mit ihrem hohen Stärkeanteil, die in einer darmgesunden Kost meist entbehrlich sind. Bei vielen Menschen ist zudem die Ver-

INFO

Dinkel oder Weizen: Eine Frage des Ausmahlungsgrads

Dinkel an sich ist nicht gesünder als Weizen – und aus allergologischer Sicht ist der Unterschied unerheblich. Bei einer IgE-vermittelten Weizenallergie oder einer Zöliakie sind beide Sorten tabu. Denn botanisch sind Weizen und Dinkel miteinander verwandt. Die gute Bewertung des Dinkels bei Betroffenen mit Magen-Darm-Beschwerden hat einen anderen Ursprung. Weizen zeigt eine viel breitere Anwendungsvielfalt, vor allem in Produkten wie Snacks, Riegeln, Halbfertig- und Fertiggerichten, stärkereichen Backwaren. Diese sind aus gastroenterologischer Sicht meist minderwertig und im Idealfall zu vermeiden. Solch eine Produktvielfalt ist derzeit mit dem botanisch etwas anspruchsvolleren Dinkel nicht denkbar. Denn aus technologischer Sicht wird der Weizen gegenüber dem Dinkel bevorzugt, da er sich in viele Einzelprodukte auftrennen lässt. Aus dem kostengünstigeren Weizen können durch einfache Arbeitsschritte Kleie, Grieß, aber vor allem Mehl, Stärke sowie Dextrine und diverse Zuckerverbindungen hergestellt werden, die eine vielfältige industrielle Weiterverarbeitung ermöglichen. Derlei ernährungsphysiologisch minderwertige Produkte finden sich aus dem Ursprungsgetreide Dinkel (noch) selten. Ein Verzicht auf Weizen hat deshalb in den allermeisten Fällen eine leichte qualitative Besserung der Lebensmittelauswahl zur Folge. Die wäre allerdings, bei entsprechendem Know-how kostengünstiger auch durch die Bevorzugung von Weizenvollkornprodukten zu erreichen.

zehrmenge zu hoch. Der wertvolle Keim und auch die verdauungstechnisch wichtigen Randschichten, die ungefähr 20 Prozent des ganzen Korns ausmachen, werden bei der Herstellung von hellen Auszugsmehlen entfernt und somit der Verdauung vorenthalten, was die Tabelle (→ Seite 156) eindrücklich darstellt. Das Weizenkorn lässt sich sehr niedrig ausmahlen, sodass fast ausschließlich Stärke (Vielfachglukosemoleküle) übrig bleibt. Technologisch ist das bei einem Roggenkorn kaum möglich, sodass ein Roggenmehl qualitativ, selbst bei niedriger Mehltype, dem Weizenmehl überlegen ist.

Auf jeden Fall ist es aus Verdauungssicht ungünstig, Produkte mit niedrigem Ausmah-

Check: Welche Qualität haben meine Getreidequellen?

Brot & Backwaren	Vollkornbrot (unterschiedliche Mahlgrade, aber hoher Ausmahlungsgrad!)	Mischbrote, zunehmende Verwendung von eher niedrigen Ausmahlungsgraden in Backwaren	Brote, bevorzugt aus Mehlen niedriger Mehltype, Zwieback	Dauerbackwaren
Müsli & Snacks	gemahlenes rohes Getreide	erhitzte Getreidemehle, Porridge	gebackene, durch mehrere Verarbeitungsschritte haltbar gemachte Getreideprodukte	Müsliriegel, Getreidesnacks
Getreideprodukte	Hafer, gegarte Roggen-, Weizen- oder Gerstenkörner, Quinoa, Amaranth, Hirse	Vollkornnudeln, Vollkornreis	Bulgur, Grieß, Milchreis	hydrolysierte Nudel-, Reis- oder andere vorgefertigte Getreidetrockenprodukte, Fertiggerichte aus Getreide
Kuchen & Gebäck	Vollkornbackwaren mit frischem Obst- oder Nüssen/Ölsaaten	Kuchen und Gebäck mit nur kleinem Getreideanteil, glutenfreie Kuchen und Gebäcke	Backwaren bevorzugt aus Mehlen niedriger Mehltype (Plunder, Teigtaschen, Rührteige, Plattenkuchen)	haltbare Dauergebäcke und industriell hergestellte Torten, Kuchen und Kekse
Herkunft und Verarbeitung …	… ist aus Verdauungssicht sinnvoll und qualitativ hochwertig	… scheint überwiegend sinnvoll zu sein. Ggf. können einige wenige Produkte oder Herstellungsprozesse verbesserungswürdig sein.	… sollte überprüft werden. Hier liegt Verbesserungspotenzial für die Verdauung.	… lässt erahnen, dass wertgebende Inhaltsstoffe für die Verdauung fehlen und gegebenenfalls Stoffe enthalten sind, die Magen-Darm-Symptome auslösen.

lungsgrad und isolierte Stärkeprodukte zu bevorzugen und auf das Vollgetreide als Lebensmittel zu verzichten. Neben der Verschwendung von Nahrungsbestandteilen enthalten Sie Ihrem Körper vor allem Ballaststoffe, Proteine, Fette und Kohlenhydrate vor, die in der Pflanze in einem guten verdauungsphysiologischen Verhältnis vorliegen.

Getreide: Meine Portionsgrößen und „Dazu-Komponenten“

Ziel: Getreide ist KEINE Sättigungsbeilage

Mahlzeiten anders kombinieren	Portionen durch Abwiegen oder Handmaß bestimmen und den Getreideanteil in Gerichten kontrollieren	Wenig bearbeitete Getreidelebensmittel bevorzugen Getreide und Getreideprodukte als Beilage einplanen
• Beim Frühstück den Quark-, Joghurt- oder Obstanteil erhöhen • Zum Mittagessen bevorzugt Kartoffeln wählen • Bei der Zwischenmahlzeit auf pfiffige Gemüsesnacks oder Obst-Quarkspeisen zurückgreifen • Zum Abendbrot die Sättigungsbeilage verkleinern	• Handtellergroße Scheibe Brot • Deckel vom Burger liegen lassen • Gemüse mit Nudeln anstatt Nudeln mit Gemüse	• Haferflocken mit Obst anstatt Honig-Pops • Pancakes mit Obst anstatt gebackenes Müsli mit Trockenfrüchten

Ihr Körper kann diese wertvolle Mischung im Vollkorn und auch die Kohlenhydrate aus Getreide und Getreideprodukten verarbeiten, wenn Sie sich viel bewegen, zwei- bis dreimal in der Woche mindestens 1,5 Stunden lang ein intensives körperliches Training ausüben und eine bewegungsintensive berufliche Tätigkeit mit einem hohen Bewegungsanteil und erhöhtem Krafteinsatz haben. Je intensiver und häufiger Sie sich bewegen, umso mehr Energie generiert der Organismus aus Kohlenhydraten. Der Vorteil der Kohlenhydrate ist vor allem, dass sowohl über Verdauungsprozesse als auch durch körperliche Umbauprozesse, wenn die Zucker aufgenommen sind, in kurzer Zeit viel Energie zur Verfügung gestellt werden kann.

Sie haben eine sitzende Tätigkeit? Sie schaffen es aufgrund der vielen Termine nur ein oder zweimal pro Woche, Sport zu treiben? Sie haben einen Sprechberuf und schlucken viel Luft? Dann sollten Sie den Verzehr und die Portionsgrößen der Produkte, die Sie aus der Getreidegruppe verzehren, auf den

GUT ZU WISSEN

Mit Folsäure angereicherte Mehle?

Folsäure ist die synthetische Form des Vitamins **Folat**. Dieses Vitamin benötigen Sie zur Zellteilung und zur Blutbildung. Gerade bei Menschen, die wenig Gemüse verzehren, ist die Folatzufuhr manchmal knapp. Doch anstatt auf extra Folsäurezusätze in Broten oder Mehlen zu vertrauen, ist es für Ihre Verdauung viel besser, wenn Sie sich dem Gemüse, Obst und den Vollkornprodukten zuwenden. Auch weil es kritische Stimmen bezüglich einer zu hohen Folsäurezufuhr gibt, die in Verdacht steht, eine unerwünschte Zellneubildung zu fördern. Mit Brokkoli, Rosenkohl, Erbsen oder auch Spargel, ab und zu ein paar Tomaten, Weintrauben oder Beerenfrüchten ist Ihre Folatzufuhr bei deutlich geringerer Salzzufuhr gesichert.

Prüfstand stellen (siehe Kohlenhydrate → Seite 103; Mikrobiom → Seite 40).

Um Symptome im Magen-Darm-Bereich zu lindern, sollten Sie Lebensmittel, die überwiegend Kohlenhydrate liefern, reduzieren. Überspitzt formuliert: **„Zu viele schnelle Kohlenhydrate pro Portion“** sind genauso symptomauslösend wie **„auf Dauer die falschen Zucker“**, wenn die Bewegungsintensität nicht ausreichend ist.

Getreide – welche Zubereitung wählen bei welchen Beschwerden?

HILFREICH BEI WEICHEN STÜHLEN UND DURCHFALL	HILFREICH BEI SCHMERZEN UND BLÄHUNGEN	HILFE BEI VERSTOPFUNG
Mischbrot, Grahambrot blütenzarte Haferflocken Grieß-/Hirsebrei	Frischkornbrei, Porridge feine Haferflocken Grahambrot	Getreideflocken, Müsli Roggenbrot, Pumpernickel Kleieprodukte (circa 20 g/Tag)
→ TIPP bevorzugt Mischbrot und helle, fein gemahlene Vollkornprodukte niedriger Roggenanteil kein Vollkornreis/keine Vollkornnudeln	→ TIPP bevorzugt fein gemahlene Vollkornprodukte keine groben Müslis mit hohem Roggenanteil oder grobe rohe Flockengerichte	→ TIPP bevorzugt Vollkorn- und Kleieprodukte

Kohlenhydrate wollen verdient werden. Und da die Getreideprodukte pro 100 Gramm geradezu eine versteckte Kohlenhydratschwemme im Verdauungsprozess auslösen können, ist der Blick auf das Produkt, die Portionsgröße und die weiteren Inhaltsstoffe gewinnbringend. Dies gilt insbesondere dann, wenn Sie beim Gemüsecheck einen Änderungsbedarf festgestellt haben (siehe Gemüsecheck → Seite 124).

Kontrollieren Sie einstweilen erst Ihre Portionsgrößen (siehe Tabelle Handmaß → Seite 94), danach die Qualität der Lebensmittel aus der Getreidegruppe (siehe Qualitätscheck Getreide → Seiten 111, 158). Dann kontrollieren Sie, welche Lebensmittel Sie zusammen mit den Getreideprodukten verzehren.

Kartoffeln

Ob als Pellkartoffeln, mit oder ohne Schale, mit dem Verzehr von diesen „goldenen Eiern" liegen Magen-Darm-Betroffene immer richtig. Kartoffeln haben eine hohe ernährungsphysiologische Qualität. Und gerade für Bauchpatienten sind sie der ideale Begleiter für fast alle Mahlzeiten.

→ TIPP für Brotesser

Sie haben im Getreidecheck (→ Seiten 111, 158) festgestellt, dass Ihre Zufuhr an Brot und Getreide zu hoch ist? Dann steigen Sie bei den Sättigungsbeilagen auf Kartoffeln (anstatt Nudeln und Reis) um. Wenn Sie es sich jetzt auch noch küchentechnisch bequem machen und die gegarten Kartoffeln vom Vortag kurz vor dem Verzehr wieder erwärmen, bieten Sie Ihrem Verdauungstrakt rund 10 Prozent der enthaltenen Stärke als resistente Stärke an. Dieser wertvolle Ballaststoff wird eine präbiotische Funktion in Ihrem Darm übernehmen und zusammen mit einem Gemüsegericht für deutliche Beschwerdelinderung in Ihrem Darm sorgen (siehe resistente Stärke → Seite 112).

Kartoffeln – welche Zubereitung wählen bei welchen Beschwerden?

HILFREICH BEI WEICHEN STÜHLEN UND DURCHFALL	HILFREICH BEI SCHMERZEN UND BLÄHUNGEN	HILFE BEI VERSTOPFUNG
Kartoffelbrei, Kartoffelschnee Kartoffeln gerne als Püree	Kartoffelspeisen, Röstkartoffeln wieder aufgewärmte Kartoffeln	Pellkartoffeln wieder aufgewärmte Kartoffeln
→ **TIPP** lieber Gemüse statt Sättigungsbeilage	→ **TIPP** kleinere Portionen wählen, auf Gemüseportion achten	→ **TIPP** stets große Gemüseportion anstatt großer Sättigungsbeilage

Süßwaren, Zucker und süße Knabbereien

Bei Magen-Darm-Beschwerden geht es nicht darum, auf Süßes insgesamt zu verzichten. Das Schwierige ist eher, die Quellen der Süße genau unter die Lupe zu nehmen und sich dann an verdauungsübliche Mengen zu halten.

Meist wird die Ernährung nur auf die sogenannten **freien Zucker**, also die Einfach- oder Zweifachzucker (aus Haushaltszucker Fruktose oder Glukose beziehungsweise Sirup aus diesen Grundstoffen) kontrolliert. Aber Vorsicht: Produkte, die die Aufschrift „ohne Zuckerzusatz“, „ohne Kristallzucker“, „nur mit der Ursüße der Natur“ oder Ähnliches tragen, enthalten häufig von Natur aus schon erhebliche Zuckermengen, die im Gesamtkontext mancher Ernährungspläne Ihre Verdauungsressourcen überlasten. Zudem muss das Wort **Zucker** nicht zwingend im Zutatenverzeichnis für Sie erkennbar auftauchen, da auch andere Süßungsmittel „schnelle Kohlenhydrate“ in den Verdauungstrakt spülen (→ Seite 164).

Der Oberbegriff **Süßungsmittel** fasst die Süßstoffe und auch die Zuckeraustauschstoffe zusammen. Im Zutatenverzeichnis müssen sie jeweils explizit angegeben werden, entweder mit ihrem Namen oder ihrer E-Nummer. Einige Süßungsmittel enthalten Kalorien, andere sind kalorienreduziert oder kalorienfrei.

Die **Süßstoffe** gehören zu den Zusatzstoffen. Momentan sind in der EU elf Süßstoffe für eine Reihe von Lebensmitteln mit entsprechenden Höchstmengen zugelassen. Für die Zulassung setzt der Gesetzgeber entsprechende Studien voraus, die die Sicherheit bestätigt haben. Häufig enthalten Lebensmittel mehrere Süßstoffe. Wie sich die Aufnahme größerer Mengen unterschiedlicher Süßstoffe auswirkt, ist abschließend noch nicht

Wie sich Süßes auswirkt

	ZUCKER		SÜSSUNGSMITTEL	
	Haushaltszucker	Fruktose	Zuckeralkohole	Süßstoffe
Energiezufuhr	4 kcal/g	4 kcal/g	2,4 kcal/g	praktisch keine Kalorien
Einfluss auf das Verdauungssystem	neutral	neutral	können abführend wirken	kein Einfluss
Einfluss auf die Zahngesundheit	kann Karies fördern	kann Karies fördern	kein Einfluss	kein Einfluss

GUT ZU WISSEN

Die Vorliebe für Süßes ist den Menschen nicht angeboren – und die richtige Menge Zucker macht nicht süchtig!

Zwar ist uns zu Beginn unseres Lebens eine gewisse Vorliebe für Süßes in die Wiege gelegt worden (siehe Mund → Seite 21), aber im Lauf des Lebens entwickeln sich auch die anderen Geschmacksknospen, sodass eine vielfältige intensive Geschmackswahrnehmung für süß, salzig, sauer und bitter möglich ist. Ob Sie im Endeffekt Süßes zu stark präferieren, ist Sache Ihrer Ernährungserziehung und Ihrer Gewohnheiten.
Im fortgeschrittenen Alter – bei deutlich ausgeprägter kohlenhydratlastiger Ernährung auch in jüngeren Jahren – kann dies auch ein Hinweis auf eine Insulinresistenz, das heißt, eine beginnende diabetische Stoffwechsellage sein. Überprüfen Sie sich selbst und horchen Sie in sich hinein.

- Was passiert, wenn Sie regelmäßig sehr zuckerreiche Lebensmittel (Süßes, aber auch zum Beispiel eine Portion Nudeln ohne Gemüse mit wenig Fett) verzehren?
- Sind Sie vor dem Verzehr eher zittrig und schlecht gelaunt, fühlen Sie sich „angegriffen“?
- Folgt nach einem schnellen Sättigungsgefühl eine Art Heißhungerattacke?
- Werden Sie nach solchen kohlenhydratreichen Mahlzeiten eher müde und antriebslos?

Können Sie die drei Fragen mit „Ja“ beantworten, sollten Sie die Zusammenstellung Ihrer Lebensmittel kontrollieren und Ihre Kohlenhydratzufuhr, zum Beispiel aus Snacks, Getreide und Getreideprodukten einschließlich Nudeln und Reis, Säften, Süßes sowie großen Obstmengen, grundsätzlich auf den Prüfstand stellen und die Lebensmittel anders kombinieren.

geklärt. Daher sollten Süßstoffe sparsam eingesetzt werden. Süßstoffe haben keinen Einfluss auf die Verdauung.

Hinter dem Begriff **Süßungsmittel** können sich verschiedene Stoffe verbergen, die zum Teil von Haus aus nicht verdaulich sind. Das ist bei den **Zuckeraustauschstoffen** anders. Zuckeralkohole (Polyole) sind chemisch gesehen mehrwertige Alkohole. Anders als Süßstoffe liefern sie Energie. Zwar nur halb so viel wie Zucker (Haushaltszucker, Saccharose), aber einige Zuckeraustauschstoffe sind

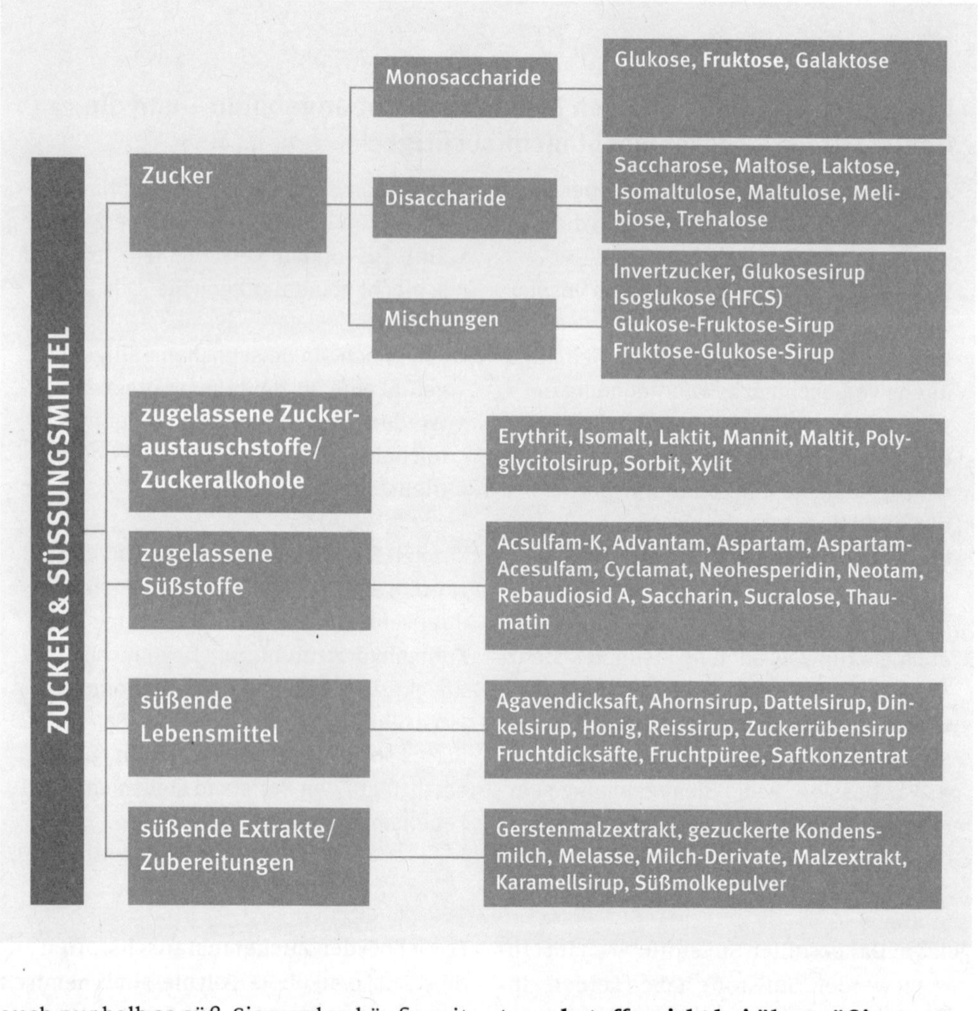

auch nur halb so süß. Sie werden häufig mit den Süßstoffen verwechselt und positiver „etikettiert", aus Verdauungssicht genau falsch herum: Der Großteil der **Zuckeraustauschstoffe wirkt bei übermäßigem Verzehr abführend!** Bevor sie abführend wirken, erhöhen sie meist außerdem die Gasbildung, was die Verdauung ins Stocken

IDEENCHECK

Zuckerdetektiv – wo kann ich Süße einsparen?

1. Bevorzugen Sie bei Getreidefertigprodukten die Produkte, die keinen Zuckerzusatz oder süßende Extrakte in der Zutatenliste ausweisen. Süßen Sie stattdessen mit einer Portion frischem Obst. Zusammen mit einem stichfesten Naturjoghurt oder Quark formt und „füttert" diese Kombination Ihr Mikrobiom und Sie werden deutlich beschwerdeärmer, da den zuckerliebenden, gasbildenden Bakterien die Nahrung fehlt.
2. Verzichten Sie auf zuckerhaltige Getränke. Gerade Säfte, Fruchtsaftgetränke und Limonaden spülen Unmengen an einfachen Zuckern in Ihren Magen-Darm-Trakt, die in der Menge und Geschwindigkeit kaum bewältigt werden können.
3. Verzichten Sie auf Produkte mit der Extraauslobung „zuckerfrei", „ohne Zucker", „kristallzuckerfrei" oder Ähnliches. Hier werden meist eine Fülle an Zuckeraustauschprodukten, sogenannte Polyole, verwendet, die nachweislich eine blähende oder gar abführende Wirkung im Gastrointestinaltrakt haben. Genießen Sie daher eher in Maßen ein gutes Stück Nussschokolade.
4. Kontrollieren Sie zum Beispiel beim Backen Ihre Rezepte bezüglich der Zuckermenge. Ein übliches Rührkuchenrezept hat in alten Rezepten 200 bis 240 Gramm Zucker. Je nach weiteren Zutaten reichen 120 bis 150 Gramm Zucker bereits aus, um eine gute Bräunung zu erzielen, vor allem aber, um Ihre Geschmackssinne in die richtige Richtung zu lenken.

bringt und Schmerzen verursachen kann. Ihre Verwendung in Snacks, Getreideriegeln, Milchmischerzeugnissen, Obstzubereitungen, Getränken und Süßwaren stellt eine große Fehlerquelle für Bauchpatienten dar. Wo es möglich ist, sollten Sie Zuckeraustauschstoffe daher meiden.

Mehr zum Thema Zucker finden Sie auch im Ratgeber „Achtung, Zucker!" der Verbraucherzentralen.

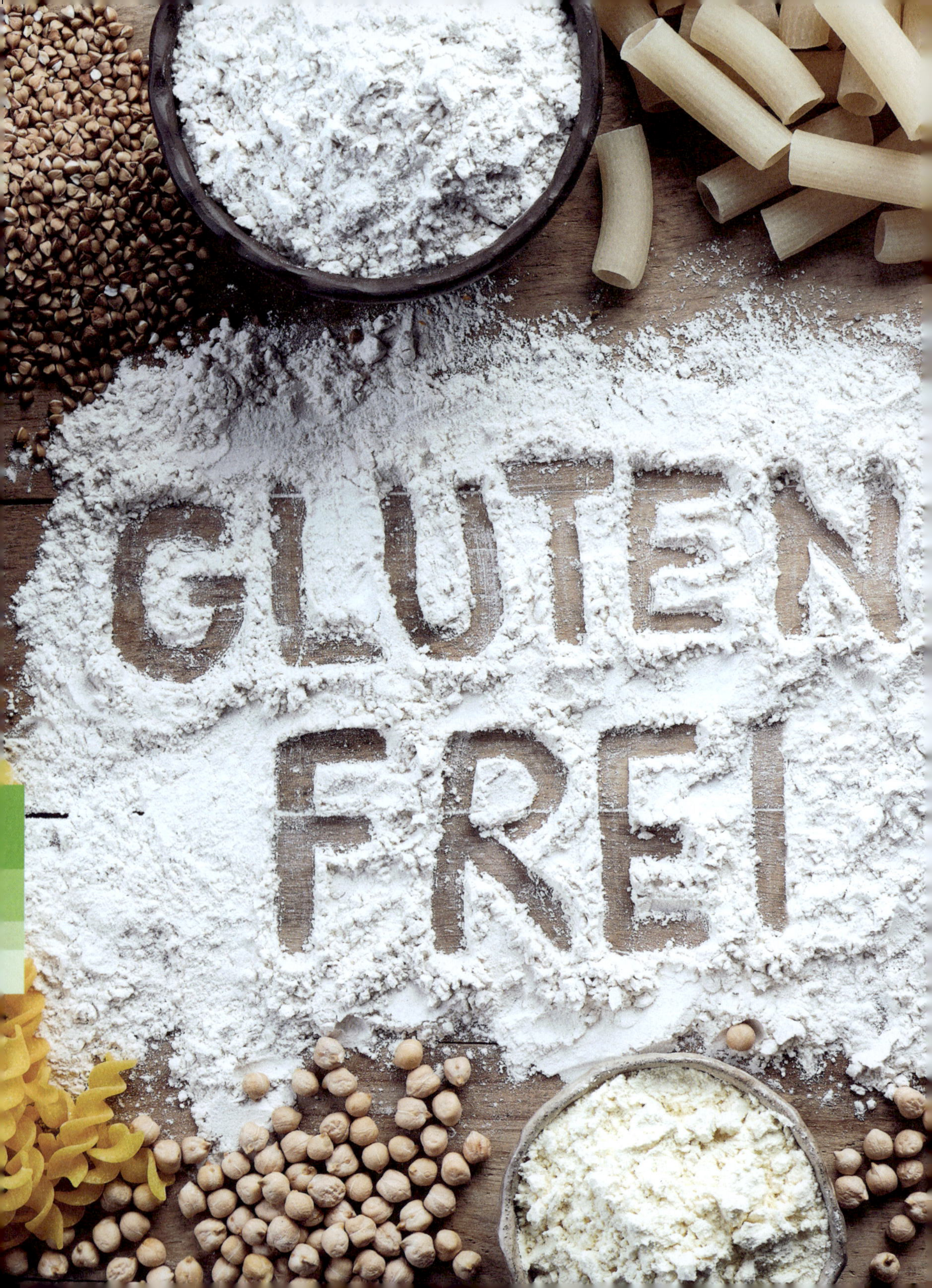
GLUTEN
FREI

Markt oder Medizin: „Frei von“ oder sinnvolle Extras?

Insbesondere für Betroffene mit Intoleranzen, also mengenabhängigen Reaktionen auf Lebensmittel und deren Inhaltsstoffe, blüht der Lebensmittelmarkt. Doch viele dieser käuflichen Produkte ändern nichts an der Ursache der Beschwerden.

Vorsicht bei der schnellen Lösung

Anstatt der aufwendigen Kontrolle und Veränderung der täglichen Ernährung durch ein anderes Einkaufsverhalten oder eine andere Lebensmittelkombination erscheint es vielen Betroffenen häufig einfacher, ein Produkt aus dem Handel, dem Netz oder der Apotheke „einzuwerfen“. Doch halt! Viele Studien und die Entwicklung in den Arztpraxen, die sich auf Magen-Darm-Beschwerden spezialisiert haben, zeigen deutlich, dass diese Strategie keine dauerhafte Besserung nach sich zieht. Insbesondere wenn ein insgesamt ungünstiges Ernährungsfehlverhalten vorliegt, überdecken solche Produkte gegebenenfalls anfänglich ein Symptom. Der positive Effekt ist aber meist nur zeitlich befristet, um dann anschließend noch stärker aufzutreten und die Betroffenen zu verunsichern.

Dem echten Bedürfnis nach spezifischen „Bitte-ohne“-Produkten, insbesondere für Betroffene mit Intoleranzen oder sogar Allergien, ist der Markt in den letzten Jahren umfänglich nachgekommen. Nicht zuletzt aufgrund juristischer Vorgaben mit einer

„Ich kann doch nicht jede Packung umdrehen und nachlesen, was da drin ist. Da orientiere ich mich lieber an einem Label ‚glutenfrei'"

Manuel (48) verzichtet freiwillig auf Weizen

„Am Anfang war das Weglassen von XY sehr hilfreich, aber nun, nach drei Monaten, ist es schlimmer als zuvor. Jetzt geht es mir eigentlich am besten, wenn ich nichts esse"

Marion (42) über ihre Beschwerden und ihre Weglass-Diäten im Rückblick

„Ich habe mir die Packung mit der hohen Zahl gekauft. Ich kann doch nicht immer berechnen, was ich an Laktose esse und ich will für alles gewappnet sein"

Franka (43) über die Höhe der Spaltungsaktivität ihrer laktosespaltenden Enzyme

„Früher hatten wir diesen ganzen Frei-von-Kram doch auch nicht. Ich achte da auch nicht drauf. Dann könnte so ein Kindergeburtstag doch gar nicht mehr stattfinden. Der eine „ohne Erdnuss", der Nächste „ohne Milch", wiederum der Nächste „ohne Gluten" – hier gibt es das, was auf den Tisch kommt. Fertig."

Entnervter Beitrag eines Elternteils bei einer Schulveranstaltung zum Thema Anaphylaxie und Zöliakie

Ich komme prima mit den Tablettengaben zurecht. Das geht viel einfacher und ich fühle mich nicht mehr als Außenseiterin"

Yasmin (18) über die Einnahme angeblich Fruktose umwandelnder Enzyme

strengeren Lebensmittelkennzeichnungsverordnung und einer politisch gewollten Reformulierungsstrategie ist eine Änderung des Marktes mit vielen speziellen Produkten und Formulierungen von Gesundheitsversprechen zu beobachten.

Auf die medizinischen Erfordernisse hat sich ein lifestyleorientiertes „Frei-von-Labeling" draufgesetzt. Für die echten Betroffenen ist das kontraproduktiv, da für sie lebenswichtige Sicherheitsanforderungen, zum Beispiel ohne Milchprotein für den Milchallergiker oder ohne Gluten für die Zöliakie-Betroffenen, nun in die Nähe von locker zu handhabenden Wellnessthemen rücken, bei denen ein „bisschen Milch oder Gluten ja nicht schaden kann". Die ursprünglich begründete Ernsthaftigkeit der „Bitte-ohne"-

Anforderung wird durch zu viele ausgelobte Gesundheitsversprechen verwässert und gegebenenfalls nicht mehr ernstgenommen.

Magen-Darm-Betroffene aber sehen sich oft in einem Spannungsfeld: Häufig werden Sie konfrontiert mit Meinungsäußerungen, die sie verunsichern. Ärzte suchen nach pathologischen Ursachen und werden nicht fündig, während Patienten für ihre Beschwerden keine Diagnose bekommen, die Beschwerden bleiben aber bestehen. Beide Gruppen wollen Lösungen. Ernährung wird dann ein „wunderbares“ Spielfeld für Verdachtsdiagnosen und gegenseitige Handlungsaufträge. Umso länger die Beschwerden keiner Ursache oder Diagnose zugeordnet werden können, umso rigider werden dann Verbote umgesetzt.

Zuckerfreie Diäten

Empfehlungen für weniger „Zucker“ oder „zuckerfreie Diäten“ waren schon während der Hochphase der Antipilzdiäten eine häufige Empfehlung. Bei Stuhlunregelmäßigkeiten, Blähungen und Schmerzen ist es auch sinnvoll, auf die Zufuhrmenge der Kohlenhydrate zu achten, denn zu viele Zucker stören die Verdauungsprozesse. Wir essen zu viel Süßes und das schon seit Langem. Folgerichtig muss der Zuckerverzehr auf den Prüfstand. Und auch politisch ist durch die Zuckerreduktionsstrategie seit 2018 das Warenangebot in Bewegung. Doch nur die „Zucker“ mit einem Verbot zu belegen, wäre zu kurz gedacht. Stattdessen müssten die Einfach-, Zweifach und Vielfachzucker, die nun als Ersatz verwendet werden, auf den Prüfstand. Zum Teil verbergen sich hinter harmlosen Bezeichnungen wie zum Beispiel Fruchtpüree oder Molkepulver erhebliche Zuckermengen. Hier lohnt ein Blick auf die Nährwertkennzeichnung.

Der Zuckerverzehr im Sinne der Einfach- und Zweifachzucker, wie Haushaltszucker beziehungsweise einer Mischung daraus, ist in den letzten Jahrzehnten nur unwesentlich gestiegen. Hingegen sind es die vermeintlich gesunden oder süßenden Zutaten, deren Verwendung exponentiell steigt. **Süßende Lebensmittel** in Sirupform mit einem überwiegenden Anteil an freier Fruktose oder die **süßenden Zubereitungskonzentrate** (flüssig/getrocknet) muten harmlos an, stellen die Verdauung und den Stoffwechsel aber vor kaum zu bewältigende Resorptionsprozesse (siehe Grafik Zucker und versteckte Zucker → Seite 170).

Die Tücke liegt in der Menge und in der Dauer des Verzehrs. Einmalig zu viel von einem Zucker, das kann Ihr Verdauungssystem schon ausgleichen ... Aber da für viele Verbraucherinnen und Verbraucher solche Zuckervarianten nur bedingt als versteckte Zutat zu erkennen sind, schleichen sie sich

So versteckt sich Zucker!

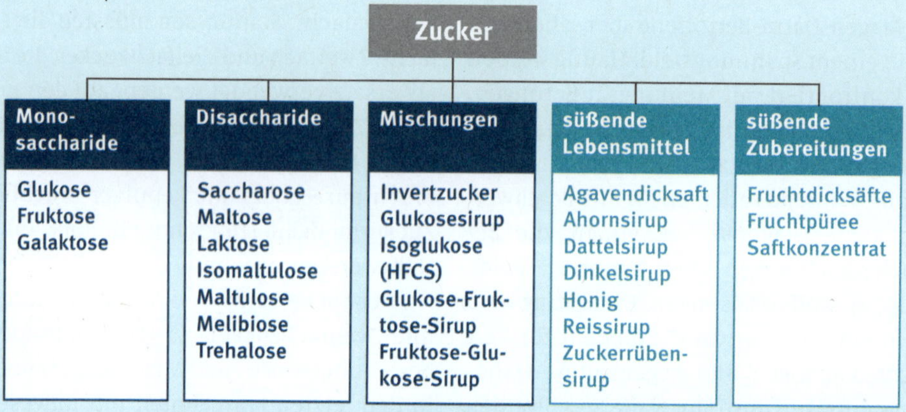

Stück für Stück als vermeintlich „gesündere Süße" als weitere zuckerhaltige Lebensmittel in gängige Essmuster ein. Der harmlos anmutende „zuckerfreie Getreidesnack" (mit Zuckeraustauschstoffen) wird dann zusammen mit dem eigentlich gesunden Apfel und einer Limonade gegessen. Oder die zum Frühstück verzehrte, mit Kakao, Sahne- und Magermilchpulver angereicherte Müslimischung enthält so viel Laktose, dass die Obergrenze der Laktosespaltungskapazität erreicht ist und deshalb Blähungen und weiche Stühle die einzige Lösung für den Körper sind, sich zu erleichtern.

Die vielerlei verwendeten Kennzeichnungen, die eine Reduktion von Zucker suggerieren, bedeuten nicht immer auch weniger einfache Kohlenhydrate. „Nur mit der Ursüße aus Früchten", „Apfelkonzentrat", „Fruchtsüße" oder „Fruchtextrakt" sind wohlklingende Namen auf der Zutatenliste, hinter der sich ein Überangebot von Fruktose verstecken kann. Vor allem bei kalorienreduzierten oder „zuckerfrei" gelabelten Produkten werden verschiedene Inhaltsstoffe so kombiniert, dass das Verdauungssystem gar nicht anders kann als zu kapitulieren, weil die physiologischen Grenzen der Aufnahmefähigkeit des Dünndarms für Fruktose ebenso überlastet sind wie die der Leber, weil nur

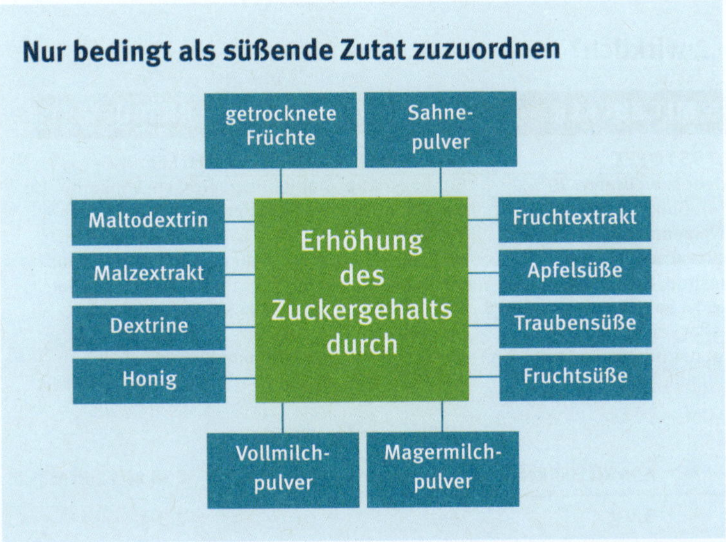

sie die Fruktose weiter verarbeiten kann (siehe Fruktose als Verursacher einer Fettleber → Seite 29).

Das Beispiel (→ Seite 172) zeigt es deutlich: Ein Weniger an Zucker wird durch die kleinere Portionsgröße erreicht (20 anstatt 25 Gramm wie bei dem herkömmlichen Riegel) und durch die Verwendung von hoch verarbeiteten Zuckeralternativen wie Maltitsirup und Gerstenmalzsirup in dem zuckerreduzierten Riegel. Maltitsirup ist einer der vielen Zuckeraustauschstoffe, die bei übermäßigem Verzehr abführend wirken, vorweg aber für eine übermäßige Gasbildung sorgen.

In seriösen Studien für Reizdarmbetroffene wird die Reduktion der Kohlenhydratlast, also der Zufuhr von Kohlenhydraten, als Therapie zur Reduktion von Bauchbeschwerden favorisiert. Unabhängig ob Vollkorn oder Süßigkeit – Zucker bleibt Zucker. Doch bevor Sie irgendwelchen zuckerarmen Diätformen nachgehen, die wirklich nur den Zucker in Form von Haushaltszucker und Süßigkeiten aus Ihrem Speiseplan verbannen, werfen Sie noch einmal einen Blick in Ihre Checkliste und Ihre ersten Auswertungen (siehe Meine Makronährstoffzufuhr → Seite 105; Gemüse → Seite 124).

Häufig kann durch den Austausch von Lebensmitteln, die weniger verbreitet sind und

Zuckerreduktion … wirklich?

MÜSLIRIEGEL – MIT ZUCKER

ZUTATEN UND INHALTSSTOFFE
Geröstete Vollkorngetreideflocken (**Hafer**- 20 %, **Gersten**- 4 %, **Weizen**- 8 %), Glukose-Fruktose-Sirup, Getreidecrispies (**Weizenmehl** 8 %, Zucker, Maismehl 1 %, **Gerstenmalzextrakt**, Salz, Karamellzuckersirup), Glukosesirup, **Haselnüsse** 10 %, Zucker, Cornflakes (Mais 6 %, Salz, **Gerstenmalzextrakt**), Kokosfett, Kokosflocken, Honig 1 %, Salz, Karamellzuckersirup, natürliches Aroma, Emulgator Lecithine (Sonnenblume).

Nährwerte (pro 25 g)	
Energie	456 kj/108 kcal
Fett	3,9 g
davon gesättigte Fettsäuren	2,0 g
Kohlenhydrate	16,0 g
davon Zucker	7,1 g
Eiweiß	1,7 g
Salz	0,15 g

MÜSLIRIEGEL – ZUCKERREDUZIERT

ZUTATEN UND INHALTSSTOFFE
Süßungsmittel Maltitsirup, geröstete Vollkorngetreideflocken 24 % (**Hafer**-, **Gersten**-, **Weizen**-), **Vollkornweizen**-Crispies (**Weizenvollkornmehl** 13 %, **Weizengluten**, **Gerstenmalzextrakt**), geröstete **Haselnüsse** 10 %, Cornflakes 9 % (Mais, Salz, **Gerstenmalzextrakt**), Kokosflocken, Kokosfett, Stabilisator, Glycerin, Salz, natürliches Aroma, Emulgator Lecithine (Sonnenblume).
Kann bei übermäßigem Verzehr abführend wirken.

Nährwerte (pro 20 g)	
Energie	298 kj/71 kcal
Fett	2,3 g
davon gesättigte Fettsäuren	0,8 g
Kohlenhydrate	13,3 g
davon Zucker	0,3 g
davon mehrwertige Alkohole	1,7 g
Eiweiß	1,5 g
Salz	0,10 g

damit weniger von solchen versteckten Zuckerzutaten enthalten, eine deutliche Besserung möglicher Intoleranzsymptome erzielt werden. Dies gilt insbesondere bei Produkten aus der Getreide-, Snack- und Naschabteilung. Und das ganz ohne Verbote. Im Zweifel lassen Sie sich von kompetenten Ernährungstherapeutinnen begleiten. Sofern es sich um zertifizierte Ernährungsfachkräfte handelt, werden die Kosten dafür von vielen Krankenkassen bezuschusst (siehe Adressen → Seite 197).

Laktosefreie Diäten

Laktose ist der dominierende Zucker in der Milch der Säugetiere. Laktose kommt in keinem anderen tierischen oder pflanzlichen Lebensmittel vor. Würden wir also vor allem wenig verarbeitete oder nicht verarbeitete Lebensmittel bevorzugen, wäre bei den von den wissenschaftlichen Fachgesellschaften empfohlenen Verzehrmengen für Milch und Milchprodukte Laktose überhaupt kein Thema.

Rund 80 Prozent der physiologisch im Dünn- und vor allem im Dickdarm erwünschten lebenden Bakterien besitzen eine Laktaseaktivität. Das bedeutet, dass sie Laktose als Substrat wie ein Präbiotikum verwenden, sie können also Laktose spalten. Das ist die Begründung, weshalb ein regelmäßiger Verzehr von niedrig dosierter Laktose in unserer Nahrung empfohlen wird. So kann eine gesunde Zusammensetzung der Mikrobiota im Darm gewährleistet werden. Die Stoffwechselaktivität der Bakterien führt zur Bildung schützender kurzkettiger Fettsäuren, die die Darmzotten ernähren (siehe Milch- und Milchprodukte → Seite 143).

Fermentierte Milchprodukte, zu denen unter anderem Joghurt, Joghurt mild, Kefir, Dickmilch, Buttermilch und Quark gehören, können das gastrointestinale Wohlbefinden nachweislich günstig beeinflussen. Insbesondere Symptomen wie Blähungen, Bauchschmerz, Verstopfung und Durchfall kann durch den regelmäßigen Verzehr von maßvollen Portionen dieser fermentierten Milchprodukte wirksam vorgebeugt werden. In der Therapie der entzündlichen Darmerkrankungen wie Morbus Crohn, Reizdarmsyndrom, Divertikulitis und Hämorrhoiden gibt es Hinweise, dass der Verzehr an fermentierten Milchprodukten das Auftreten von neuen Schüben reduziert.

Von der Durchführung einer gänzlich laktosefreien Diät ist daher abzuraten, gleichwohl sollten die verzehrten Laktosemengen niedrig gehalten werden. **Dies erreichen Sie am besten durch konsequenten Verzicht auf hoch prozessierte und verarbeitete Lebensmittel.** Wählen Sie deshalb Zutaten aus naturbelassenen Lebensmitteln.

Laktase

Wenn das milchzuckerspaltende Enzym Laktase nicht mehr ausreichend zur Verfügung steht, wird Betroffenen – statt einer Umstellung ihrer Ernährung – häufig empfohlen, Laktase in verkapselter Form zu einer verdächtigen Mahlzeit einzunehmen. Die Idee dahinter ist, dass diese Kapseleinnahme den Mangel an eigenem Verdauungsenzym kompensiert oder abschwächen kann, indem sie dessen Funktion der Zuckerspaltung übernimmt, um so etwaigen Symptomen vorzu-

> **GUT ZU WISSEN**
>
> Die Tabletteneinnahme zu (jeder) verdächtigen Milchzuckermahlzeit sollte keine Dauertherapie sein. Die Spaltungsaktivität bleibt meist nicht ausreichend, da sie von vielen Faktoren beeinflusst wird.

beugen. Doch eine Enzymgabe bleibt eine Ergänzung und kann kein Ersatz für eine Ernährungsumstellung sein, da sie leider nicht so fein justiert ist, wie Ihr Verdauungssystem arbeitet.

Der Markt bietet mittlerweile eine Vielzahl dieser laktosespaltenden Enzyme in verschiedenen Dosierungen, aber auch verschiedenen Darreichungsformen als Tabletten, Dragees, Tropfen oder Pulver an. Solche Laktase-Präparate sind als frei verkäufliche Produkte in Drogeriemärkten oder über Apotheken in Arzneimittelqualität erhältlich.

Die Laktoseintoleranz bleibt ein mengenabhängiges Phänomen. Und wenn der Darm, das Mikrobiom gut gepflegt und mit Nährstoffen versorgt ist, übernehmen physiologisch „gute" Bakterien bis zu einem gewissen Maß auch eine Laktosespaltung, weil ihnen Laktose als „Futter" dienen kann.

Wie viel Laktase ein Mensch mit einer nachgewiesenen Laktoseintoleranz letztlich benötigt, ist von vielen Faktoren abhängig. Wenn Sie von einer Laktoseintoleranz betroffen sind, helfen hier nur ein Herantasten und Ausprobieren. Bedenken Sie, dass Ihr laktosespaltendes Enzym aus dem Dünndarm nie „ganz weg" ist, es wird im Laufe Ihres Lebens nur weniger. Und deshalb ist die Dosierung der Laktase – neben der Art der verzehrten Laktosemenge – auch von Ihrem Alter abhängig: Je jünger Sie sind, desto weniger Laktase benötigen Sie normalerweise, wenn Sie Ihre Kost auf diese Erfordernisse umgestellt haben.

Direkten Einfluss auf die Verträglichkeit der Laktose nimmt die Konsistenz des verzehrten Lebensmittels, da diese über die anflutende Laktosemenge an der Dünndarmzotte entscheidet. So erreichen dünnflüssige Mahlzeiten wie zum Beispiel ein Milchgetränk eher den Dünndarm, als wenn Sie eine pastöse und etwas dicklichere Speise wie zum Beispiel einen Pudding verzehren. Die Spaltungsaktivität der Laktose wird maßgeblich von der Magenverweildauer, also auch von dem Verhältnis der Hauptnährstoffe in Ihrer verzehrten Speise beeinflusst (siehe Tabelle → Seite 25).

Die Idee vieler Betroffener „viel hilft viel" konnte in zahlreichen Studien widerlegt werden. Somit können Sie viel Geld sparen, wenn Sie sich anstatt für die hoch dosierten Kapseln mit 28.000 FCC* oder mehr mit gutem

* FCC Food Chemical Codex (FCC) gilt als Einheit für eine Messmethode, die Wirksamkeiten angibt. Dabei entspricht die FCC-Einheit der Menge an gelbem Farbstoff, den Laktase pro Minute bei 37 Grad im Reagenzglas freigibt.

INFO

Was bedeutet FCC auf Laktase-Kapseln?

Die Wirksamkeit der Laktase-Präparate werden mittels FCC-Einheiten (Food Chemical Codex Laktase Units) angegeben. Sie beschreiben das Ausmaß der Enzymaktivität. Ein Milligramm Laktase entspricht ungefähr 12 FCC. Aus **seriösen Studien** kann die Ableitung für die Spaltung von fünf Gramm Laktose durch 1000 FCC gemacht werden. Daraus können Sie folgende Annahmen ableiten:

SPALTUNGS-AKTIVITÄT (IN FCC)	ENTSPRICHT IN ETWA DER LAKTOSE-SPALTUNG VON	ENTSPRICHT EINER PORTION
500	2,5 g	30 g Vollmilchschokolade (ohne Füllung)
1000	5 g	140 g Quark
1500	7,5 g	150 ml Milch
2000	**10 g**	**200 ml Kefir**
3000	**15 g**	**200 g Joghurt, mild (fettarm)**
5000	**25 g**	**Vollmilchschokomüsli mit 1,5 % Milch**
6000	30 g	Aufgeschäumter Cappuccino
10.000	50 g	1 l Milch oder 833 g Joghurt
12.000	60 g	Diese Produkte hätten keinen Mehrwert. Denn diese Verzehrmengen an Laktose pro Portion wären auch für einen gesunden Darm nicht mehr zu schaffen und sollten aus anderen Gründen vermieden werden.
14.000	70 g	
20.000	100 g	
28.000	140 g	

Fettdruck: empfehlenswerte Dosierungen für Laktoseintolerante

Gewissen für ein Laktase-Präparat von 5000 bis maximal 10.000 FCC entscheiden und vor allem aber auf große Verzehrmengen von Laktose verzichten. Die effektivste Möglichkeit, Ihren Darm, der arm an dem laktosespaltenden Enzym wird, nicht aus der Spur zu bringen, ist und bleibt der sorgsame Umgang mit Laktose in der täglichen Kost. Sicher kann eine solche Enzymsubstitution bei besonderen Festen, einem Restaurantbesuch oder im Urlaub ab und an eine hilfreiche Unterstützung der Verdauung sein. Aber eine optimale Laktosespaltung gewährleistet sie nicht.

EXTRA

Fruktosespaltende Enzyme?

Wie bei einer Laktoseintoleranz gibt es auch für Betroffene, die ein „Fruktose"-problem haben, ein Enzymprodukt.
Diese Enzymzubereitungen (sogenannte Glukose-Isomerase-Mischungen) werden mithilfe von genau klassifizierten, nichtpathogenen Mikroorganismen durch Fermentation hergestellt. Ihr technologischer Einsatz erfolgt in der Industrie in flüssiger Form, die einer reinen Zuckermischung zugesetzt wird. Aus diesen bekannten Industrieprozessen ist die Hypothese erwachsen, dass derlei Enzymmischungen auch zur Umwandlung von überschüssiger Fruktose in Glukose im menschlichen Verdauungstrakt verwendet werden könnten.
Für Menschen, die unter einer Verträglichkeitsstörung des Einzelzuckers Fruktose leiden, gibt es solche Produkte im Onlinehandel und auch in Apotheken. Grundsätzlich unterliegen solche Nahrungsergänzungsmittel, die als Enzymsupplement in den Handel kommen, keinem Wirksamkeitsnachweis. In der einen verfügbaren Veröffentlichung zu diesem Thema stellen die Autoren eine positive Wirkung bezogen auf Übelkeit und Bauchschmerzen in den Vordergrund ihrer Aussagen. In Bezug auf Blähungen findet sich jedoch keine Angabe und das Studiendesign ist bezüglich der Aussagequalität bei einigen Fragen ungeklärt. Aus aktueller Sicht scheinen diese Produkte eine teuer verkapselte Traubenzuckergabe zu imitieren. Eine Empfehlung zur Einnahme kann deshalb nicht gegeben werden.

Low-FODMAP-Diät

Die Idee einer Low-FODMAP-Diät gründet auf der Arbeitshypothese australischer Wissenschaftler, dass durch eine spezifische Ernährung die Dehnung, Gasbildung und Beweglichkeit des Darms beeinflusst werden kann. Fermentierbare Kohlenhydrate (FODMAPs) in der Ernährung sollen für Beschwerden, die dem Reizdarmsyndrom zugeordnet werden, ursächlich sein (siehe RDS → Seite 81).

Verantwortlich gemacht für die Beschwerden werden Oligosaccharide wie Fruktane und Galaktooligosaccharide, Laktose (als Disaccharid), Fruktose (als Monosaccharid) und Polyole, sprich Zuckeralkohole. Dass ein Übermaß an Fruktose und Zuckeralkoholen sowie Laktose bei Betroffenen abdominelle Beschwerden verschlechtern kann, ist physiologisch normal und keinesfalls eine Krankheit, die eine „Listendiät“ nach sich ziehen darf (siehe Mikrobiom → Seite 40; Fruktose → Seite 89). Im Ursprungskonzept wurden den Betroffenen nur die Zucker in der Ernährung vorenthalten, die nachweislich zu Beschwerden geführt hatten.

In der Theorie des Konzepts führt der Verzehr von Kohlenhydraten, die unzureichend durch die Darmwand aufgenommen werden können, unter anderem zu einer Gasbildung. Die daraus resultierenden Dehnungseffekte von Dünn- und/ oder Dickdarm führen bei Betroffenen, die unter einer Überempfindlichkeit der Eingeweide leiden, zu vielfältigen Reizdarmsymptomen wie Durchfall beziehungsweise zur Wahrnehmung von Symptomen wie Schmerzen. Doch die Studienlage ist nicht so sicher, wie man es aus manchen Veröffentlichungen abzuleiten glaubt.

Kritikpunkt sind die übermäßigen Verbote, die in vielen Low-FODMAP-Listen an Betroffene weitergegeben werden. Denn auch wenn Laktose und Fruktose kein Problem wären, weil die betroffene Person Laktose verträgt oder auch die Fruktosemenge bereits in einer akzeptablen Menge verzehrt wird, wird bei den Low-FODMAP-Empfehlungen eine komplette Karenz nahegelegt. Wichtige präbiotische Substanzen wie Inulin, Fruktane und Galaktooligosaccharide, die den physiologisch vorkommenden kommensalen Bakterien, also denen in einem gesunden Mikrobiom, als „Futter“ dienen, werden

> **GUT ZU WISSEN**
>
> **FODMAP** ist ein Akronym und eine Abkürzung für „**f**ermentable **o**ligo-, **d**i-, **m**onosaccharides **a**nd **p**olyols“, auf Deutsch „fermentierbare Oligo-, Di-, Monosaccharide und Polyole“, das sind etwa vergärbare Mehrfach-, Zweifach-, Einfachzucker und mehrwertige Alkohole.

Das ursprüngliche Vorgehen des FODMAP-Konzepts

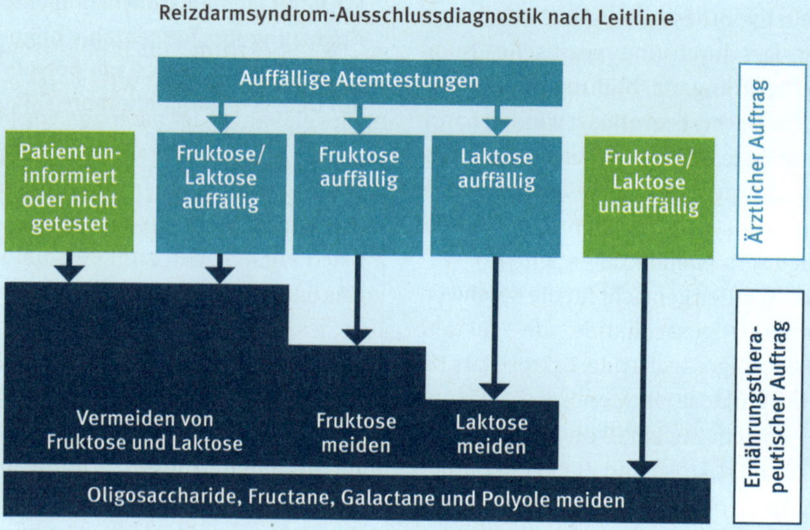

bei vielen Kostvorschlägen aus Vorsichtsgründen eliminiert. Und das, obwohl diese Substanzen signifikant die Reizdarmsymptomatik verbessern können! „Schwarz-Weiß"-Listen für Betroffene, die auch noch fehlerhafte Übersetzungen und fachliche Ungenauigkeiten enthalten, helfen daher nicht. Zudem gibt es nicht die „eine" „Low-FODMAP"-Kost. Aktuelle Listen unterscheiden sich und sind nicht immer klar nachzuvollziehen, zumal sich nun auch die Empfehlungen für eine zusätzliche glutenfreie Getreideauswahl häufen. Ohne Anpassung an die individuellen Vorgaben der Betroffenen bleiben solche Listenempfehlungen fehlerhaft und damit wirkungslos. Auch weil die klare krank machende Ursache-Wirkung-Beziehung fehlt und es somit keine Kontrollinstrumente gibt, kommt es hier zu einem Streit in der Wissenschaft, der auf dem Rücken von Betroffenen ausgetragen wird.

GUT ZU WISSEN

Keine Listenernährung!

Eine echte Hilfestellung, die auch langfristig umsetzbar ist, sollte die Erarbeitung einer individuellen Ernährungsweise mit attraktiven Speisekombinationen sein. Eine solche Ernährungsumstellung und eine angepasste individualisierte Lebensmittelauswahl, die Rücksicht auf die körperlichen Ressourcen nimmt, ist das Mittel der ersten Wahl.
Achten Sie darauf, dass Sie keine strikten Verzichtsempfehlungen umsetzen, solange kein klarer pathologischer Verursacher vorliegt. Adressen von RDS-kundigen Ernährungstherapeutinnen und -therapeuten finden Sie hier: (siehe DAAB → Seite 197).

Probiotika oder Präbiotika?

Schon sehr früh wurde in der Ernährungswissenschaft darauf hingewiesen, dass der moderne Lebensstil und die hoch verarbeiteten Lebensmittel die „Darmflora" ungünstig beeinflussen können. Bis heute sind gesundheitsfördernde und krankheitsverhindernde Effekte isolierter Gaben von pro- oder präbiotischen Substanzen – unabhängig von dem gewählten Ernährungsmuster – Gegenstand zahlreicher wissenschaftlicher Untersuchungen.

Das Spektrum von probiotischen Mikroorganismen, dessen Wirkweise eindeutig nachweisbar ist, ist nach wie vor begrenzt, was sich aus dem Zusammenspiel und den Wechselwirkungen der funktionellen Parameter ergibt. Nicht nur der eingesetzte Keim an sich entscheidet, zum Beispiel Laktobazillus oder Bifidobakterium, sondern vor allem dessen stammspezifische Eigenschaften, beispielweise Lactobacillus acidophilus oder Lactobacillus plantarum.

Diese stammspezifischen Eigenschaften eines Keimes und dessen Wirkung im Wirtsorganismus sind von vielen Faktoren abhängig. Neben dem Alter der betroffenen Person und ihrem physiologischen aktuellen Besatz im Darm nehmen zum Beispiel die gleichzeitige Gabe von präbiotischen Substanzen, die Art der Grundernährung, eine mögliche Medikamenteneinnahme, Rauchen, das Bewegungsmuster oder das Vorhandensein einer Krankheit Einfluss auf die Wirkung (siehe Milch und Milcherzeugnisse → Seite 143). Normalerweise ist das gastrointestinale Mikrobiom gegenüber von außen kommenden Bakterien oder der Zugabe von isolierten präbiotischen Substanzen bei einem gesunden Organismus stabil in der Zusammensetzung. Selbst unter extremen Kostformen (sehr eiweißreich oder sehr fettreich oder sehr kohlenhydratreich) sind nur marginale und in der Regel keine dauerhaften Veränderungen der Besiedelung des Darms zu erreichen.

Daher wird bis heute kontrovers diskutiert, inwieweit die Verabreichung von lebenden Mikroorganismen Fehler bei der Ernährung ausgleichen kann. Denn innerhalb einer stabilen physiologischen Darmflora ist eine dauerhafte Ansiedlung eines speziellen probiotischen Keimes weder erforderlich noch wünschenswert. Eine Empfehlung für eine Einnahme von Probiotika für Betroffene mit Magen-Darm-Symptomen, die bislang ohne Diagnose sind, kann daher nicht ausgesprochen werden.

GUT ZU WISSEN

Der Begriff **Probiotika** hat sich in den letzten Jahren mehrfach verändert. Heute versteht man darunter lebende Mikroorganismen, die, wenn sie in ausreichender Menge verabreicht werden, dem Wirtsorganismus einen gesundheitlichen Nutzen bringen (FAO/WHO 2001). Natürlicherweise kommen diese Substanzen in physiologisch günstiger Form und Menge in fermentierten Milch- und Gemüseprodukten vor. Im Lebensmittelbereich werden dafür überwiegend Milchsäurebakterien (Bifidobakterien oder spezielle Laktobazillen) eingesetzt. Allerdings ist es aufgrund der neuen rechtlichen Vorgaben nicht mehr zulässig, diese Produkte mit dem Begriff „probiotisch“ zu kennzeichnen.
Präbiotika sind Substanzen, die das Wachstum von wünschenswerten Mikroorganismen („Milchsäurebakterien“ wie Bifidobakterien oder bestimmte Laktobazillen) im Colon fördern. Biochemisch sind die in der Nahrung vorkommenden Kohlenhydrate, insbesondere die löslichen Ballaststoffe, das „Futter“ für die erwünschten Bakterien. Auch hier darf aufgrund der Health-Claim-Verordnung keine Extraauslobung erfolgen.

GUT ZU WISSEN

Grundsätzliche Fehler bei der täglichen Lebensmittelzusammenstellung und des Essmusters können nicht durch eine isolierte Gabe von Pro- und Präbiotika in Form von Nahrungsergänzungsmitteln ausgeglichen werden.

Glutenfreie Kost

Zöliakiebetroffenen steht als einzige Therapieform die lebenslange, strikte glutenfreie Kost zur Verfügung. Sie ist auch heute noch mit deutlichen Mehrkosten und mit einem Mehraufwand verbunden. Doch seit einiger Zeit ist die glutenfreie Kost dennoch zu einer „Modediät" geworden, die nicht selten auf Selbstdiagnosen oder paramedizinischen Empfehlungen beruht. Ihre Durchführung – ohne Ausschluss einer Zöliakie – hat in den letzten Jahren exponentiell an Verbreitung zugenommen. Bei schwer fassbaren Symptomen (zum Beispiel Kopfschmerzen, nachlassender Merkfähigkeit, depressiven Episoden, Stimmungsschwankungen, gastrointestinalen Beschwerden) verordnen circa 44 Prozent aller Therapeuten eine glutenfreie Kost.

Vor einigen Jahrzehnten war der Vorteil der glutenfreien Kost nachweislich der größere Gemüseanteil. Ältere Studien bescheinigen dieser Kostform deshalb auch eine bessere Nährstoff- und Ballaststoffqualität. Einfach zuzubereitende glutenfreie Produkte, insbesondere Brot- und Backwaren, waren eher teuer, nicht überall erhältlich und vor allem wenig schmackhaft. Zöliakiebetroffene zeigten daher ein deutlich besseres Ernährungsverhalten, ihre verwendeten Lebensmittel waren naturbelassen und weniger prozessiert. Viele Betroffene zeigten eine notwendigerweise ausgeprägte Koch- und Backkompetenz.

> **! ACHTUNG**
>
> Eine glutenfreie Kost ohne medizinische Notwendigkeit, das heißt ohne gesicherte Diagnose einer Zöliakie, sollte aufgrund der Nachteile und Risiken **nicht** durchgeführt werden.

Lebensmitteltechnologisch und ernährungsphysiologisch hat sich dies im Laufe der Jahre genau ins Gegenteil verkehrt. Positiv hervorzuheben ist zwar die bessere Verfügbarkeit der glutenfreien Produkte. **Allerdings leidet darunter oftmals die Qualität, da viele Produkte nun zu viel Zucker und zu viel Fett enthalten.**

Es hat einen rasanten Zuwachs des Angebots an Snacks, glutenfreien, aber kohlenhydratreichen Keksen, glutenfreien Waffeln und Kuchenvarianten gegeben. Auch ist das Sortiment der glutenfreien Riegel und Fruchtschnitten gestiegen, alles schnell verfügbare zuckerreiche Snacks.

Der vermeintliche Nutzen einer glutenfreien Kost für Gesunde ist nicht nur fraglich, sondern widerspricht seit Langem den Erkenntnissen vorliegender Studienaussagen, die negative Auswirkungen einer dauerhaften glutenfreien Kost klar benennen.

Das **Risiko einer Obstipation** und einer Vielzahl von **Enddarmerkrankungen** für Menschen, die eine glutenfreie Kostform durchführen, ist deutlich gestiegen, da die Produkte vor allem aus Stärke aus Mais, Reis und/oder Kartoffeln hergestellt werden. Diese ungünstige Änderung mit zu vielen einfachen Kohlenhydraten oder Stärke und zu wenig Ballaststoffen verändert das Stuhlvolumen und die Stuhlzusammensetzung nachteilig. Durch die fehlenden unlöslichen Ballaststoffe, die vorwiegend in Vollkornprodukten enthalten sind, kann der Verzicht auf die glutenhaltigen Lebensmittel folgenreich sein: Es lassen sich zwar zu Beginn der Kostumstellung einige gastrointestinale Symptome (Durchfall und Blähungen) verändern. Allerdings „kippt" das Beschwerdebild nach drei bis vier Monaten dann und verkehrt sich in das Gegenteil und der Verdauung fehlt der Schwung und die Stuhlmasse (siehe Ballaststoffe→ Seite 107).

Erschwerend kann die Durchführung einer „glutenfreien western diet" mit vielen hoch verarbeiteten Fertigprodukten zu einer hohen Aufnahme von gesättigten Fetten und schnell resorbierbaren Zuckern führen, was die **Zunahme der Fettstoffwechselstörungen** unter glutenfreier Kost erklärt. Die mittlerweile allerorts erhältlichen glutenfreien Spezialprodukte, die als Snack oder To-go-Produkt zur Verfügung stehen, weisen überwiegend einen ungünstigen hohen Anteil an Stärke, Zucker und Fetten mit wenig wertgebenden anderen Nährstoffen (Folat, B1, B6) auf. Infolge dieser fehlenden Darmbewegung bei gleichzeitig hoher Kohlenhydratzufuhr durch glutenfreie Stärke steigt auch die Gefahr **einer bakteriellen Fehlbesiedlung und/oder Dysbiose** (→ Seite 41) bei übermäßigem Verzehr dieser Produkte. Diese meist ungünstige Lebensmittelauswahl (eher vorgefertigte Lebensmittel, Halbfertig-, Fertigprodukte, wenig frische Lebensmittel) fördert die Fehlbesiedlung mit unerwünschten Bakterien im Darm, was wiederum schwer zu therapierende Bauchbeschwerden nach sich zieht.

Die Empfehlung für eine glutenfreie Kost gilt ausschließlich für gesichert diagnostizierte Zöliakiepatienten. So ist es in den medizinischen Leitlinien gefordert und so werden Betroffene mit gesicherter Diagnose auch betreut. Die vorhandenen physiologischen Nachteile einer glutenfreien Kost können mit engmaschigen Kontrollen durch eine ernährungstherapeutische oder ärztliche Begleitung oder beides reduziert werden. Dafür erhalten diese Patienten auch einen Kostenzuschuss ihrer Krankenkasse. „Betroffene" mit Selbstdiagnosen und alternativmedizinischer Betreuung bleibt dieser Weg verschlossen.

Sofern Sie unter häufigen oder sogar täglich auftretenden gastrointestinalen Beschwerden leiden, bei denen eine Zöliakie

INFO

Nicht-Zöliakie-Glutensensitivität (NCGS) oder Nicht-Zöliakie-Weizensensitivität (NCWS) oder ATI-Sensitivität?

Die NCGS (Non-coeliac-gluten-sensitivity) bezeichnete ehemals die Unverträglichkeit von Gluten, ohne dass eine Zöliakie nachgewiesen werden konnte. Aufgrund fehlender Biomarker erfolgte 2014 eine Einschränkung auf auslösende Fraktionen (Inhaltsstoffe) im Weizen. Aber auch diese Eingrenzung auf die sogenannten NCWS (Non-coeliac-wheat-sensitivity) wurde aufgrund weiterhin mangelnder pathophysiologischer Auslöser von führenden Wissenschaftlern verworfen.

Zum aktuellen Zeitpunkt werden von einer Arbeitsgruppe sogenannte ATIs (Adenosin-Triphosphat-Amylase (ATI)/Amylase/Trypsin-Inhibitor), das sind Proteine, die in Weizen und verwandten Getreidearten vorkommen, als Auslöser diskutiert. Auch ihre Funktion ist derzeit nicht gesichert und Aussagen zu dieser Thematik sind eher hypothetisch, da nur experimentelle Untersuchungen vorliegen.

Lebensmitteltechnologisch werden diese schon lange bekannten antinutritiven Substanzen von Wissenschaftlern eher als Problem einer modernen, zeitsparenden Lebensmittelverarbeitung, zum Beispiel einer sehr kurzen Teigführung, erkannt. Ähnlich dem Einweichen und Verwerfen des Kochwassers bei Hülsenfrüchten gilt auch für das Getreide, dass die Teigführung Einfluss auf die Beständigkeit von antinutritiven Substanzen, zu denen die ATIs gehören, nimmt. Evidenzbasierte verlässliche Aussagen, die eine zwingende Karenzempfehlung für Gluten oder Weizen und/oder ATI-haltige Lebensmittel rechtfertigen, liegen bislang nicht vor.

ausgeschlossen ist, ist es wesentlich, einen individuellen Ansatz zu wählen und **nicht** pauschal eine glutenfreie Kost durchzuführen. Dabei werden dann die vorliegende Diagnostik auf Vollständigkeit geprüft und die Vorteile einer gemüsebetonten Mischkost eingearbeitet. Dies schließt nicht aus, dass eine Umstellung der Lebensmittelauswahl mit weniger getreide- und stärkehaltigen Lebensmitteln mehr „Ruhe“ in den Bauch bringt, allerdings funktioniert das ohne unnötige Verbote und teure Spezialprodukte! Nutzen Sie Ihre Chance.

Meine Ernährung

Die Lebensmittelvielfalt und das schier unüberschaubare Angebot – einschließlich der stetigen Verfügbarkeit – machen es auch für Fachleute schwierig einzuschätzen, was der Verdauung zugemutet werden kann und was eher zu Symptomen führt. Also – was tun?

Das nehme ich mit!

Aus der Fülle der Möglichkeiten und der exotischen Angebotspalette zielgerecht auszuwählen, gleicht einer Herkulesaufgabe.

Sie haben aber nun im Lauf des Buches erfahren, dass die bisherigen Pauschalansagen „mehr Vollkorn versus weniger einfache Zucker", „weniger Fett versus mehr gute Fette" mehr verunsichern, als dass sie hilfreich unterstützen könnten. Sie eröffnen lediglich den Markt für Mitspieler, die noch weniger wissen und sich nur punktuelle Schwerpunkte erarbeitet haben, um dann Pauschalansagen zur Ernährung wie zum Beispiel „weizenfrei ist besser" oder „milchfrei ist besser" zu machen. Die Kenntnis um die Warenkunde und vor allem lebensmitteltechnologische Winkelzüge fordern Betroffenen heute großes Grundwissen ab. Und einfach nur „Zucker" oder „Kohlenhydrate" oder die gesüßten Getränke zu verbieten – nein, so einfach ist es nicht.

Bei der großen Variationsbreite der Gesundheitssituationen der Betroffenen, bei den höchst individuellen Vorlieben, die Sie als betroffene Person haben, vor allem aber bei den häufig nicht mehr vorhandenen Kochkompetenzen gibt es nicht mehr „die" Ernährung.

Und trotzdem geben Ihre Organe den Takt vor, den Sie in Einklang mit Ihren Ernäh-

„Warum ist eine warme Mahlzeit besser als eine Brotmahlzeit?!“

„Die Zusammensetzung der Mahlzeiten entscheidet. Meist sind bei Brotmahlzeiten die verzehrten Gemüsemengen zu klein.“

rungsvorlieben bringen müssen. Und bei genauer Auswertung der meisten wissenschaftlichen Empfehlungen zeigt eine mediterrane Ernährung mit einem hohen Gemüseanteil, der Bevorzugung möglichst naturbelassener Zutaten, maßvollen Portionen auch von Nüssen, Ölsaaten, Obst und Ölen die effektivste Verbesserung und Linderung von Symptomen im Magen-Darm-Bereich. Das und die Ergebnisse aus Ihren Antworten auf die einzelnen Checklisten sollen nun in einen praktikablen, umsetzbaren Wochenplan „übersetzt“ werden.

Jeden Tag anders essen: Speiseplanung leicht gemacht

In einer stressigen Woche, die von Terminen überlagert ist, werden die Grundfesten einer darmgesunden Ernährung schnell vergessen. Hier kann eine Tages- oder Wochenstruktur helfen, Ihren Verdauungsorganen das zu geben, was sie benötigen ... und Sie bekommen das, was Sie gerne mögen. Sie müssen die beiden Vorgaben bezüglich Ihrer Termine und der Bedürfnisse Ihrer Verdauung lediglich mischen und auf Ihr Zeitkontingent abstimmen. Die Vorgaben eines Tagesplans „Habe ich an alles gedacht?“ helfen dabei, alle wichtigen Bestandteile einer darmgesunden Kost täglich im Blick zu behalten.

„Ich habe morgens keinen Hunger! Muss ich wirklich frühstücken, um meine Bauchbeschwerden langfristig in den Griff zu bekommen?“

„Ja! Wie wäre es mit einem kleinen frischen Joghurt mit etwas Obst und Nüssen? Dabei ist die Verzehrmenge eher unerheblich – aber wenn bereits Beschwerden spürbar sind, dann ist es hilfreich, durch regelmäßige Mahlzeiten große Esspausen zu verhindern.“

An alles gedacht?

Führen Sie diese Tages-Checkliste ein oder zwei Wochen lang. Versuchen Sie dabei täglich umzusetzen, was Sie im Rahmen dieses Buches gelernt haben.

	EINGEPLANT
1,5 Liter Flüssigkeit als Getränk, über den Tag verteilt	
Mindestens 400 g Gemüse, ideal verteilt auf 2–3 Portionen Gemüse	
2 Portionen fermentierte frische naturbelassene Milchprodukte	
1–2 Portionen Obst (Portionsgröße ~125–150 g)	
50–75 g Nüsse oder Ölsaaten, ideal verteilt auf 2–3 Mahlzeiten (als Beilage)	
3 kleine Portionen Getreide (nicht als Sättigungsbeilage) z. B. 30–45 g Brot, 2–4 eigroße Kartoffeln, 80–120 g Nudeln oder Reis	
Eine Proteinquelle Hülsenfrucht (80 g) – Ei – Fisch (70–130 g) – Fleisch	

Ideenplanung für eine Woche

Montag	Suppentag	Da montags meist wenig Zeit ist und am ersten Arbeitstag der Woche abends eher Lustlosigkeit vorherrscht, was das Kochen angeht …
Dienstag	Kreativtag	Pro Woche ein neues Rezept auszuprobieren oder zu wiederholen fördert die Umsetzung und Beständigkeit der in diesem Buch gesetzten Ziele.
Mittwoch	Fischtag*	Wöchentlicher Fischverzehr sichert die Zufuhr an essenziellen Fettsäuren * bei Verzicht auf Fisch müssen alternative Quellen über Nüsse/Ölsaaten verwendet werden
Donnerstag	TK-Tag	Schneller Küchentag Verwendung von Lebensmitteln oder Lebensmittelzubereitungen, die darmgesund und trotzdem schnell und einfach zuzubereiten sind
Freitag	Einkaufstag	Meist der Tag, an dem Sie sich vom Angebot leiten lassen können
Samstag		Der Tag für die schnelle Küche, weil andere Aktivitäten als „Kochen“ anstehen …
Sonntag		Das besondere Kochereignis …

Die Vorteile eines Wochenplans

Die Planung einer ganzen Woche „Was esse ich wann?" ermöglicht Ihnen ein System, damit dieses neue Wissen beständig den Weg in Ihren Essalltag findet. Wichtige Bestandteile der täglichen Ernährung und notwendige Einschränkungen, weil zum Beispiel immer donnerstags ein Sporttermin nur wenig Zeit zum Kochen lässt, werden besser integriert. Zudem erleichtert es den Einkauf und ist zeitsparend, da sich eine erleichternde Routine einschleichen kann, sodass Ihnen auch bei einem verspäteten Heimkommen die Vorbereitungen fix von der Hand gehen.

Und wenn Sie nicht nur für sich, sondern auch für Ihre Familie kochen, dann erhöht sich die Akzeptanz auch von gegebenenfalls mal ungeliebten Gerichten, denn pro Woche kann jeder mal „ansagen", was er sich wünscht. Außerdem steht in Aussicht, dass es in dieser Woche auch das Lieblingsgericht des anderen gibt ... Sie sparen sich ungeliebte Diskussionen und erhöhen die Akzeptanz.

Mit einem solchen Wochenplan können Rituale entstehen, die dem Thema darmgesunde Ernährung einen alltäglichen Platz zuweisen. Zum Beispiel könnten Sie wöchentlich oder in einem anderen festgelegten Abstand immer mal wieder neue Rezepte aussuchen, dafür einkaufen und sie zubereiten. Diese könnten den Geschmäckern und Bedürfnissen, zum Beispiel während einer stressigen Arbeitsphase, den Ferien oder einer Prüfungszeit, angepasst werden. Mit der Zeit entsteht ein immer größeres Repertoire, aus dem Sie schöpfen können, ohne noch allzu viel Vorbereitungszeit investieren zu müssen.

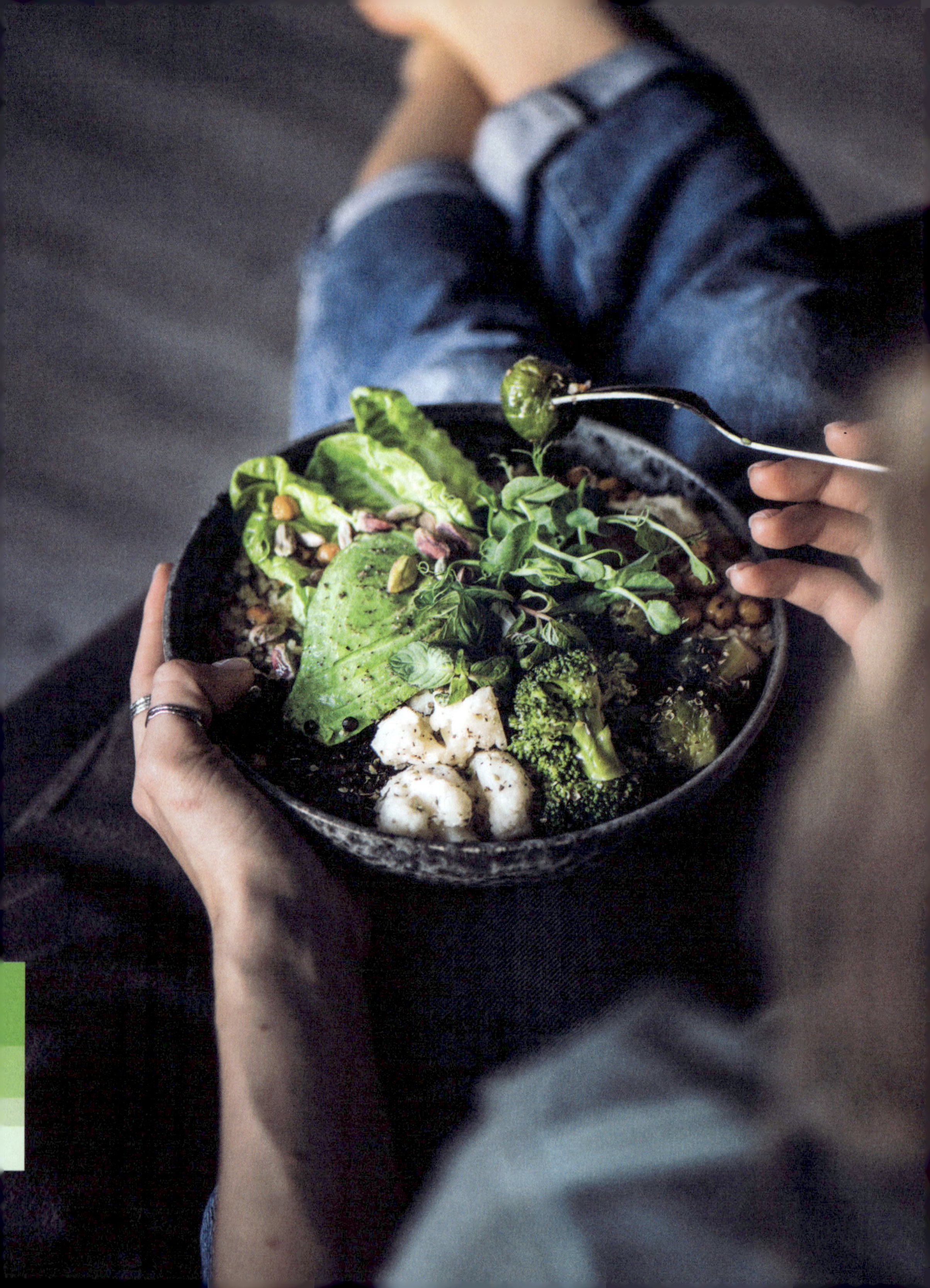

Anders essen! Ein Wort zum Abschluss

Auf der Suche nach Ihrer eigenen symptomorientierten Ernährung ist vieles möglich: Es gibt **nicht** die **eine Ernährung** und auch nicht die **eine Empfehlung**, die für **alle** alles gut werden lässt. Das Zusammenspiel der Auswahl und der Mengen, die Sie wählen, ist entscheidend für Ihre Darmgesundheit.

Schritt für Schritt zur Darmgesundheit

Am Ende dieses Buches werden Sie feststellen, dass sich Ihre Sichtweise auf die Lebensmittelauswahl und die Zusammensetzung von Mahlzeiten verändert hat. Dabei werden Sie Ihre eigenen Schwerpunkte und Ihre eigene Geschwindigkeit für die Umsetzung wählen. Gut so! Und wenn Sie rückblickend die kleinen Schritte beurteilen, die Sie bereits gegangen sind, werden Sie insgesamt eine positive Veränderung feststellen.

Solche neuen Gewohnheiten dauerhaft in den eigenen Alltag zu integrieren, wird Ihnen mit der richtigen positiven Einstellung leicht gelingen. Schauen Sie sich nochmals an, was Ihnen bei der Lebensmittelauswahl wichtig ist:

- → So sieht meine Makronährstoffzufuhr aus → Seite 105
- → Ballaststoffe: Das will ich essen → Seite 115
- → Gemüseverzehr: Das ist mir wichtig → Seite 131
- → Die optimale Telleraufteilung! → Seite 131
- → Obstverzehr: Das ist mir wichtig → Seite 139
- → Die Zweier-Regel → Seite 147

Die Checklisten und Bestandsaufnahmen haben Ihnen eine Fülle von kleinen und großen Zielen an die Hand gegeben. Vieles ist möglich – und wenn erst die Richtung bezogen auf Portionsgrößen und der Verteilung über den Tag stimmt, dann ist viel Spielraum für eine bunte Lebensmittelauswahl und Mischung da.

Nehmen Sie sich in den nächsten Wochen Zeit, um die Ideen und Lerneffekte, die Sie durch die Arbeit mit den Checklisten rund um Ihre Lebensmittelauswahl bemerkt haben, umzusetzen.

Kleine Teilschritte sind ideal, vor allem, wenn der Alltag mit vielen anderen Dingen unseren Kopf füllen möchte. Notieren Sie sich in den Checklisten Ihre durchgeführten und erfolgreichen Veränderungen. Durch diese Dokumentation von Fortschritten schenken Sie sich Energie für größere Ziele.

Wenn Sie ins Stocken geraten, lesen Sie einzelne Kapitel aufs Neue, um mehr Anregungen und Erklärungen zu bekommen. Und stellen Sie sich dabei auch die Frage, was passieren würde, wenn Sie jetzt aufhören und in alte Gewohnheiten zurückfallen würden! Belohnen Sie sich, wenn Sie Ihre Ziele erreicht haben.

Und stellen Sie sich immer wieder vor, wie viel beschwerdeärmer Ihr Leben sein wird, wenn Sie Stück für Stück an Ihrem neuen Essverhalten festhalten.

Anhang

Stichwortverzeichnis

→

A/B/C

D/E

F/G

H/I/J

K/L/M

N/O/P

Q/R/S

T/U/V

W/Z

Wichtige Adressen

Der Beruf des Ernährungsberaters ist in Deutschland nicht gesetzlich geschützt. Im Prinzip darf sich jeder so nennen oder eine Praxis für Ernährungsberatung eröffnen.
Die Kosten für die ernährungstherapeutischen Gespräche werden bei entsprechender Ausbildung von den Krankenkassen anteilig bezuschusst. Verlassen Sie sich hierbei nicht auf Selbstauskünfte angeblicher „Ernährungsberater“.
Insbesondere für den Bereich der Magen-Darm-Beschwerden und der Nahrungsmittelunverträglichkeiten ist es wichtig, sich an zertifizierte Fachkräfte zu wenden.

Wie finde ich eine anerkannte und unabhängige Ernährungsberatung?

Es gibt viele Fälle, in denen angepasste Ernährung helfen kann. Sie dient nicht nur der Therapie von Beschwerden und Erkrankungen, sondern wirkt auch präventiv. Hier erhalten Sie Informationen über qualifizierte Fachkräfte für eine Beratung, erfahren, wann eine Ernährungsberatung oder -therapie sinnvoll sein kann.
https://www.kbv.de/html/ernaehrung.php

Woran Sie außerdem eine qualifizierte Ernährungsberatung erkennen können, zeigt Ihnen die folgende Checkliste:
https://www.verbraucherzentrale.nrw/ernaehrungsberatung-finden

Eine strenge Kontrolle, die über die Selbstauskunft hinausgeht, übernimmt der Deutsche Allergie und Asthmabund (DAAB) e. V.

www.daab.de
Der Deutsche Allergie- und Asthmabund (DAAB) e. V. ist der größte Patientenverband für Allergien, Asthma und Nahrungsmittelunverträglichkeiten. Der DAAB unterhält ein Netzwerk an kundigen, auch gastroenterologisch geschulten Fachkräften, die alle drei Jahre Nachweise über Fortbildungen einreichen müssen und gewährleistet so einen hohen Standard der Beratungsqualität.

www.dgvs.de
Die Seite der Deutschen Gesellschaft für Gastroenterologie, Verdauung-und Stoffwechselkrankheiten informiert im Bereich „Service für Patienten“ über verschiedene gastroenterologische Krankheitsbilder und hilft bei der Arztsuche. Es stehen verschiedene Artikel zum Download bereit.

Literaturempfehlungen

Zum Weiterlesen, warum Karenzempfehlungen heute zwar „in", aber wenig sinnvoll sind:

Der Feind in meinem Kochtopf?
Von Susanne Schäfer, Hoffmann und Campe
Ein sehr lesenswertes Buch über die Legenden vom „bösen Essen".

Für CED-Betroffene:

Gesund Essen Morbus Crohn und Colitis ulcerosa
Von Gudrun Biller-Nagel und Christiane Schäfer, TRIAS Verlag
Ein Kochbuch plus Theorieteil, das für Schub- und Remissionsphasen bei CED attraktive Rezepte liefert.

Für Zöliakie-Betroffene und solche, die es erst einmal überprüfen müssen:

Glutenfrei kochen und backen
Von Christiane Schäfer und Sandra Strehle; Gräfe und Unzer Verlag
Ein Kochbuch plus Theorieteil für glutenfreie Kost, und die momentan einzige verfügbare Anleitung für eine achtsame Glutenbelastung bei ungerechtfertigt durchgeführten glutenfreien Kostempfehlungen.

Für Magen-Darm-Gestresste:

Rezepte für einen gesunden Darm
Von Sandra Strehle und Christiane Schäfer, Gräfe und Unzer Verlag
Das Theorie- und Rezeptbuch für die Zubereitung von Speisen bei verschiedenen gastrointestinalen Symptomen.

Für Leser, die tiefer in die wissenschaftlichen Hintergründe der hier dargestellten Lebensmittelbewertungen einsteigen wollen:

Flexicarb
Von Nicolai Worm, RIVA
Ein Buch rund um Ernährung und Lifestyle, das die in diesem Buch gelegten Grundlagen wissenschaftlich vertieft.

Für Magen-Darm-Gestresste, die bildlich die Hauptnährstoffe „sehen" und nicht berechnen wollen:

Der einfachste Kalorienzähler für Diabetiker
von Chris Cheyette, Alexandra Kolm, Yello Balolia, TRIAS
1700 Fotos zeigen Lebensmittel, Gerichte, Snacks und Getränke. Das Buch stellt mit einem übersichtlichen Farbsystem deren Fette, Kohlenhydrate, Eiweiße und Kalorien dar.

Bildnachweis

123rf
Seiten 4 (li.), 14, 18: dolgachov
Seiten 5 (o.), 46: oksix
Seiten 5 (u.), 62: kzenon
Seite 92: monticelli
Seite 98 (2. R. li.): Peter Zijlstra
Seite 98 (2. R. Mi.): ildipapp
Seiten 98 (3. R. li.), 100 (2. R. Mi): wictory
Seite 98 (3. R. Mi.): Nuttapong Ternmongkol
Seite 98 (3. R. re.): Heinz Leitner
Seiten 102 (1. R. li.), 102 (Mi.), 105 (Mi.): Angel Luis Simon Martin
Seite 102 (1. R. Mi.): magone
Seite 102 (1. R. re.): Sergey Kolesnikov
Seite 102 (2. R. re.): serezniy
Seite 102 (3. R. li.): subbotina
Seite 102 (3. R. Mi.): prashantzi
Seite 102 (3. R. re.): Safak Cakır
Seite 103 (1. R. re.): luisrsphoto
Seite 103 (2. R. re.): Nadia Borovenko
Seite 103 (3. R. li.): Paul Grecaud
Seiten 103 (3. R. re.), 104 (li.), 105 (o.), 108 (Mi.), 112: ferwulf
Seiten 108 (re.), 111: Paul Grecaud
Seite 114 (li.): Pauliene Wessel
Seite 114 (re.): Sergii Batechenkov
Seite 125 (2. v. li.): pincarel
Seiten 125 (5. v. li.), 124 (Mi.): utima
Seite 125 (6. v. li.): katyjay
Seite 128 (re.): Maksym Narodenko
Seite 166: Baiba Opule

Adobe Stock
Seite 98 (2. R. re.): emuck
Seite 103 (1. R. li.): imageBROKER
Seite 103 (1. R. Mi.): Cpro

iStock by gettyimages
Seiten 4 (re.), 116: conejota
Seiten 5 (re.), 182: KucherAV
Seite 190: Foxys_forest_manufacture

Shutterstock
Seite 6: vchal
Seiten 98 (1. R. Mi.), 102 (2. R. li.): Yeti studio
Seite 125 (4. v. li.): ZoranOrcik

Christian Hacker
Seite 98 (1. R. li.)
Seite 103 (2. R. li.), (2. R. Mi.), (3. R. Mi.)
Seite 104 (re.)
Seite 105 (u.)
Seite 108 (li.)
Seite 125 (1. v. li.), (3. v. li.)
Seite 128 (li.)

Rumi Benecke
Seiten 20, 21, 26, 30, 34, 36, 39, 44, 46, 72

Sonstige
Seite 42: privat
Seite 131: Canada's Food Guide, Goverment of Canada

Dieses Buch verdanke ich meinen Patienten. Ihre Fragen und ihre Erfolge haben mir gezeigt, welches Wissen wichtig ist und andere Betroffene erreichen soll. Meinen Beta-Lesern Ellen Duba, Holger Schäfer, Frauke Ubrich und Dr. Anja Wassmann-Otto danke ich für ihre konstruktive Unterstützung und ihre Zeit.

1. Auflage, Oktober 2020

ISBN 978-3-86336-142-6

Impressum

Herausgeber
Verbraucherzentrale
Nordrhein-Westfalen e. V.
Mintropstraße 27, 40215 Düsseldorf
Telefon: 02 11/38 09-555
Telefax: 02 11/38 09-235
ratgeber@verbraucherzentrale.nrw
www.verbraucherzentrale.nrw

Autorin
Christiane Schäfer
www.christianeschaefer.de

Lektorat
Christina Seitz, www.christina-seitz.de

Koordination
Wibke Westerfeld

Fachliche Beratung
Nicole Schlaeger

Illustrationen
Rumi Benecke, www.rumillusion.de

Gestaltungskonzept
Lichten Kommunikation und Gestaltung, www.lichten.com

Layout und Satz
Elke Günzel, www.two-up.de

Umschlaggestaltung
Ute Lübbeke, www.lnt-design.de

Druck
Druckcenter Meckenheim

Redaktionsschluss: Oktober 2020